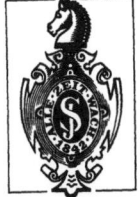

B. Neundörfer   H.-W. Delank   G. Wagner
F. Amelung (Hrsg.)

Krankheiten der peripheren Nerven

Standardisierte Nomenklatur und
klinisch-pathologische Definitionen

Mit einem Geleitwort von Hans Schliack

Springer-Verlag Berlin Heidelberg New York
London Paris Tokyo

Prof. Dr. B. Neundörfer
Universität Erlangen-Nürnberg
Neurologische Klinik
mit Poliklinik
Schwabachanlage 6
8520 Erlangen

Prof. Dr. G. Wagner
Deutsches Krebsforschungszentrum
Inst. für Dokumentation,
Information und Statistik
Im Neuenheimer Feld 280
6900 Heidelberg

Prof. Dr. H.-W. Delank
Krankenanstalten Bergmannsheil
Neurologische Universitätsklinik
Postfach 10 02 50
4630 Bochum

Dr. F. Amelung
Deutsches Krebsforschungszentrum
Inst. für Experimentelle Pathologie
Abt. Zentrale Histodiagnostik
und -dokumentation
Im Neuenheimer Feld 280
6900 Heidelberg

ISBN-13: 978-3-540-19379-1 e-ISBN-13: 978-3-642-93387-5
DOI: 10.1007/978-3-642-93387-5

CIP-Titelaufnahme der Deutschen Bibliothek
Krankheiten der peripheren Nerven : standardisierte Nomenklatur u. klin.-patholog. Definitionen
B. Neundörfer ... (Hrsg.). Mit e. Geleitw. von Hans Schliack.
- Berlin ; Heidelberg ; New York ; London ; Paris ; Tokyo : Springer, 1989
ISBN-13: 978-3-540-19379-1

NE: Neundörfer, Bernhard [Hrsg.]

Das Werk ist urheberrechtlich geschützt. Die dadurch begründeten Rechte, insbesondere die der
Übersetzung, des Nachdrucks, der Entnahme von Abbildungen, der Funksendung, der Wiedergabe
auf photomechanischem oder ähnlichem Wege und der Speicherung in Datenverarbeitungs-
anlagen bleiben, auch bei nur auszugsweiser Verwertung, vorbehalten. Die Vergütungsansprüche
des § 54 Abs. 2 UrhG werden durch die ‚Verwertungsgesellschaft Wort', München, wahrgenommen.

© Springer-Verlag Berlin Heidelberg 1989

Die Wiedergabe von Gebrauchsnamen, Handelsnamen, Warenbezeichnungen usw. in diesem Werk
berechtigt auch ohne besondere Kennzeichnung nicht zu der Annahme, daß solche Namen im
Sinne der Warenzeichen- und Markenschutz-Gesetzgebung als frei zu betrachten wären und daher
von jedermann benutzt werden dürften.

2125/3145-543210 Gedruckt auf säurefreiem Papier

Geleitwort

Nach entsprechenden Arbeiten auf anderen Spezialgebieten hat sich eine Reihe von Experten darum bemüht, auch im Bereich „Krankheiten der peripheren Nerven" zu einer allgemein gültigen Nomenklatur und Definition der Krankheitsbegriffe zu gelangen. Neben den eindeutig neurologischen Krankheiten mußten manche berücksichtigt werden, die nicht eigentlich das periphere Nervensystem betreffen, so z.B. die Schultersteife, die Lumbago usw. Hier konnten sich die Herausgeber auf den Rat von Orthopäden und Rheumatologen stützen.

Das Buch soll zu einem einheitlichen disziplinierten Umgang mit Krankheitsbegriffen beitragen, soll der besseren Verständigung zwischen Ärzten unterschiedlicher Fachrichtungen dienen und den Studenten von vornherein sichere Orientierungshilfen geben.

Hannover im August 1988   HANS SCHLIACK

Vorwort der Herausgeber

Die Terminologie der entzündlichen und nicht-entzündlichen Krankheiten der peripheren Nerven ist leider recht uneinheitlich. Außerdem treten mit der Synthese neuer chemischer Substanzen immer wieder neue Polyneuropathien auf, die der Arzt sich an zahlreichen Stellen der Literatur mühsam zusammensuchen muß. Um diesem Mangel abzuhelfen und um den unterschiedlichen Gebrauch der einschlägigen Begriffe zu ordnen, haben namhafte Fachwissenschaftler aus den Ländern des deutschen Sprachraumes zusammen mit Terminologiesachverständigen versucht, eine den heutigen Erkenntnissen angepaßte Nomenklatur der Krankheiten der peripheren Nerven zu erstellen. In der Arbeitsgruppe waren Neurologen, Neuropädiater, Neurochirurgen und Neuropathologen sowie Orthopäden vertreten; Experten der Fächer Ophthalmologie und Humangenetik wurden zu Rate gezogen.

Die Aufgabe bestand darin, für jede Krankheitseinheit eine Vorzugsbezeichnung aus den dafür verwendeten Termini auszuwählen, diesen Begriff exakt zu definieren und alle dazu bekannten fachsprachlichen Synonyme zusammenzustellen. Ziel der Arbeit war es, die diagnostischen Begriffe im Sinne einer besseren nationalen und internationalen Verständigung zu vereinheitlichen. Es wird deshalb empfohlen, zukünftig nur noch die hier vorgeschlagenen Vorzugsbezeichnungen zu verwenden.

Die Arbeit an dieser Aufgabe erstreckte sich über mehrere Jahre. Auf insgesamt 5 Arbeitssitzungen in den Jahren 1983 bis 1985 sowie einigen weiteren redaktionellen Besprechungen wurde die schwierige Aufgabe der Einigung auf eine allgemein akzeptierte Nomenklatur der Krankheiten der peripheren Nerven in Angriff genommen, d.h. es wurden Entwürfe ausgearbeitet und vorgelegt, diskutiert, abgeändert, erneut diskutiert und schließlich verabschiedet. Das Ergebnis dieser Bemühungen liegt jetzt in Form dieser Publikation vor.

Insgesamt wurden 327 diagnostische Begriffe zusammengestellt und definiert. Die englischsprachigen Bezeichnungen wurden der anglo-amerikanischen Literatur entnommen. Diese haben jedoch - im Unterschied zu den deutschen - nicht durchwegs die Qualität von Vorzugsbezeichnungen.

Nach Abschluß der Arbeit danken die Herausgeber in erster Linie allen beteiligten Wissenschaftlern, die viel Zeit in diese schwierige Aufgabe investiert haben. Darüber hinaus ist den Damen der einzelnen Sekretariate für die Abwicklung der umfangreichen Korrespondenz, für die Vorbereitung der Nomenklatur-Sitzungen sowie für die Vorarbeiten zum Druck dieses Buches zu danken. Unser Dank gilt weiter Herrn Dr. rer. pol. KURT BÖHM, dem Leiter der Abteilung Zentrale Datenverarbeitung am Deutschen Krebsforschungszentrum, und Herrn REINHARD MERX für Programmier- und Formatierungsarbeiten zur EDV-gerechten Erfassung und Aufbereitung der Daten und der Texte für den computergesteuerten Lichtsatz.

Schließlich haben wir dem Deutschen Krebsforschungszentrum für die Bereitstellung erheblicher Mittel zur Durchführung und Beendigung des Projektes zu danken. Dem Springer-Verlag danken wir für sein Entgegenkommen und die vorzügliche Gestaltung des Bandes.

Die Herausgeber wären den Lesern und Benutzern dieses Buches für Verbesserungs- und Ergänzungsvorschläge dankbar.

Erlangen, Bochum und
Heidelberg im August 1988

BERNHARD NEUNDÖRFER
HEINZ-WALTER DELANK
GUSTAV WAGNER
FOLKER AMELUNG

Inhaltsverzeichnis

Geleitwort V

Vorwort der Herausgeber VII

Mitarbeitende Wissenschaftler XI

I. Oberbegriffe und klinische Bezeichnungen 1

II. Umschriebene Schädigungen und Krankheiten
der peripheren Nerven 9

   1. Syndrome der Hirn- und Spinalnerven 9
   2. Läsionen der Hirnnerven 33
   3. Läsionen der Nervenwurzeln und der peripheren Nerven . 41

III. Polyneuritiden und Polyneuropathien 101

   1. Polyneuritiden 101
      a) Polyneuritiden bei Infektionskrankheiten 101
      b) Immunpathologische Formen 109
      c) Polyneuropathien bei
         entzündlich-granulomatösen Krankheiten 115
   2. Vaskulär bedingte Polyneuropathien 117
   3. Endokrin bedingte Polyneuropathien 123
   4. Polyneuropathien bei Malnutrition, Malabsorption
und nichterblichen Stoffwechselstörungen 129
   5. Toxisch bedingte Polyneuropathien 135
      a) Intoxikationen durch Metalle und Metallverbindungen . 135
      b) Intoxikationen durch technische Lösungsmittel und
         sonstige organische Verbindungen 139
      c) Intoxikationen durch Pestizide 151
      d) Alkohol-toxische Krankheiten (Äthanol-Intoxikation) . . 159

e) Intoxikationen durch Arzneimittel 163
   Sedativa und Hypnotika 163
   Anästhetika 167
   Antiepileptika (Antikonvulsiva) 171
   Psychopharmaka 173
   Antibiotika und Chemotherapeutika 177
   Sonstige Pharmaka 193
   Intrathekal applizierte, wasserlösliche Kontrastmittel . 207
f) Intoxikation durch bakterielle Toxine 209
6. Physikalisch bedingte Neuropathien 211
7. Polyneuropathien bei Lebererkrankungen 215
8. Polyneuropathie bei Niereninsuffizienz 217
9. Erbliche Polyneuropathien 219
   a) Hereditäre sensible Neuropathien 219
   b) Hereditäre sensomotorische Neuropathien
      (neurale Muskelatrophien) 225
   c) Sonstige erbliche Polyneuropathien 233
   d) Polyneuropathien bei erblichen Stoffwechselkrankheiten 239
10. Polyneuropathien bei malignen Krankheiten 251

IV. Tumoren des peripheren Nervensystems 255

Alphabetischer Index englischer Begriffe 261

Alphabetischer Index deutscher Begriffe 267

Mitarbeitende Wissenschaftler

Prof. Dr. med. H. H. v. ALBERT
Nervenkrankenhaus des Bezirks Schwaben
Reisensburger Straße 2
D-8870 Günzburg

Dr. med. F. AMELUNG
Deutsches Krebsforschungszentrum
Institut für Experimentelle Pathologie
Abteilung für Zentrale Histodiagnostik
und -dokumentation
Im Neuenheimer Feld 280
D-6900 Heidelberg 1

Prof. Dr. med. P. E. BECKER
Institut für Humangenetik der
Universität Göttingen
Goßlerstraße 12 d
D-3400 Göttingen

Dr. med. U. BENEICKE
Evangelische Krankenanstalten
Duisburg Nord/Oberhausen
Neurologische Klinik
Fahrner Straße 135
D-4100 Duisburg 11

Prof. Dr. med. W. J. BOCK
Universitätsklinikum Düsseldorf
Neurochirurgische Klinik
Moorenstraße 5
D-4000 Düsseldorf 1

Prof. Dr. med. D. v. CRAMON
Max-Planck-Institut für Psychiatrie
Neurologische Abteilung
Kraepelinstraße 10
D-8000 München 40

Prof. Dr. med. H.-W. DELANK
Krankenanstalten Bergmannsheil
Neurologische Universitätsklinik
Postfach 10 02 50
D-4630 Bochum

Prof. Dr. med. ELLEN GIBBELS
Universitäts-Nervenklinik
Joseph-Stelzmann-Straße 9
D-5000 Köln 41

Prof. Dr. med. H. HACKER
Klinikum der Johann-Wolfgang-Goethe-Universität
Zentrum der Radiologie
Theodor-Stern-Kai 7
D-6000 Frankfurt/Main 70

Prof. Dr. med. Dr. med. h.c. F. HOLLWICH
Sudelfelder Straße 17
D-8203 Oberaudorf/Inn

Prof. Dr. med. H. C. HOPF
Klinikum der Johannes-Gutenberg-Universität
Klinik und Poliklinik für Neurologie
Langenbeckstraße 1
D-6500 Mainz

Prof. Dr. med. W. JACOB
Universität Heidelberg
Institut für Sozial- und Arbeitsmedizin
Abteilung für Dokumentation, historische
und soziale Pathologie
Im Neuenheimer Feld 386
D-6900 Heidelberg 1

Prof. Dr. med. MARIKA KIESSLING
Universität des Saarlandes
Pathologisches Institut
Abteilung Neuropathologie
D-6650 Homburg/Saar

Prof. Dr. med. P. KLEIHUES
Universitätsspital Zürich
Institut für Pathologie
Abteilung Neuropathologie
Schmelzbergstraße 12
CH-8091 Zürich

Prof. Dr. med. G. KLINGHARDT
Merianstraße 23
D-6242 Kronberg/Taunus

Prof. Dr. med. B. LEIBER
Klinikum der Johann-Wolfgang-Goethe-Universität
Zentrum der Medizinischen Informatik
Abteilung für klinische Nosologie und Semiotik
Theodor-Stern-Kai 7
D-6000 Frankfurt/Main 70

Prof. Dr. med. E. LORENZONI
Medizinische Hochschule Hannover
Neurologische Klinik und Poliklinik
Konstanty-Gutschow-Straße 8
D-3000 Hannover 61

PD Dr. med. C. MEIER
Universität Bern
Neurologische Klinik
Inselspital
CH-3010 Bern

PD Dr. med. J. G. MEYER-WAHL
Diakonie-Krankenhaus
Neurologische Abteilung
D-7170 Schwäbisch-Hall

Prof. Dr. med. W. MORTIER
Kinderklinik Wuppertal-Barmen
Heusnerstraße 40
D-5600 Wuppertal 2

Prof. Dr. med. M. MUMENTHALER
Universität Bern
Neurologische Klinik
Inselspital
CH-3010 Bern

Prof. Dr. med. B. NEUNDÖRFER
Universität Erlangen-Nürnberg
Neurologische Klinik mit Poliklinik
Schwabachanlage 6
D-8250 Erlangen

Prof. Dr. med. Th. RABINOWICZ
Centre Medical Universitaire
Institut de Pathologie
Division de Neuropathologie
Rue Michel-Servet 2
CH-1211 Geneve 4

Prof. Dr. med. B. REITTER
Klinikum der Johannes-Gutenberg-Universität
Universitätskinderklinik
Neuropädiatrische Abteilung
Langenbeckstraße 1
D-6500 Mainz

Prof. Dr. med. R. REUTHER
Universität Heidelberg
Klinikum der Universität
Neurologische Klinik
Im Neuenheimer Feld 400
D-6900 Heidelberg 1

Prof. Dr. med. R. ROHKAMM
Neurologische Universitätsklinik
und Poliklinik
Josef-Schneider-Straße 11
D-8700 Würzburg

Prof. Dr. med. G. ROMPE
Klinikum der Universität Heidelberg
Orthopädische Klinik und Poliklinik
Schlierbacher Landstraße 200a
D-6900 Heidelberg 1

Prof. Dr. med. K. SCHIMRIGK
Universität des Saarlands
Universitätskliniken
Nervenklinik und Poliklinik
D-6650 Homburg/Saar

Prof. Dr. med. H. SCHLIACK
Medizinische Hochschule Hannover
Neurologische Klinik und Poliklinik
Konstanty-Gutschow-Straße 8
D-3000 Hannover 61

Prof. Dr. med. D. SCHMIDT
Universität München
Klinikum Großhadern
Neurologische Klinik
Marchioninistraße 15
D-8000 München 70

Prof. Dr. med. H. P. SCHMITT
Universität Heidelberg
Zentrum für Pathologie
Neuropathologisches Institut
Im Neuenheimer Feld 220-221
D-6900 Heidelberg 1

Prof. Dr. med. A. SCHRADER
Forsthausstraße 4b
D-8022 Grünwald

Prof. Dr. med. J. M. SCHRÖDER
Institut für Neuropathologie der
Medizinischen Fakultät an der
Rheinisch-Westfälischen Technischen Hochschule
Pauwelsstraße
D-5100 Aachen

Prof. Dr. med. ELFRIEDE SLUGA
Universität Wien
Neurologisches Institut
Schwarzspanierstraße 17
A-1090 Wien

Prof. Dr. med. O. STRUBELT
Medizinische Universität zu Lübeck
Institut für Toxikologie
Ratzeburger Allee 160
D-2400 Lübeck

Dr. med. M. VÖLPEL
Pathologisch-anatomisches Institut
Kempfmühler Straße 2
D-8400 Regensburg

Prof. Dr. med. G. WAGNER
Deutsches Krebsforschungszentrum
Institut für Dokumentation, Information und Statistik
Im Neuenheimer Feld 280
D-6900 Heidelberg 1

Prof. Dr. med. K. WIEDEMANN
Krankenhaus Rohrbach
Klinik für Thoraxerkrankungen
Landesversicherungsanstalt Baden
Abteilung für Anästhesiologie
Amalienstraße 5
D-6900 Heidelberg 1

I. OBERBEGRIFFE UND KLINISCHE BEZEICHNUNGEN

D: Läsion peripherer Nerven
E: Lesion of peripheral nerves

Oberbegriff für vielfältige, vorwiegend mechanische Schäden der peripheren Nerven.

D: Mononeuropathie
E: Mononeuropathy

Erkrankung oder Schädigung eines einzelnen größeren Spinal- oder Hirnnerven.

D: Polyneuropathie
E: Neuropathy

Generalisierte oder schwerpunktmäßig umschriebene Erkrankung motorischer, sensibler oder autonomer peripherer Neurone. Klinisch entsprechende Reiz- und Ausfallserscheinungen mit unterschiedlicher Prävalenz: schlaffe Lähmungen, Atrophien, Hypo- bis Areflexien, sensible Reiz- oder Ausfallserscheinungen, Schmerzen, vegetative Symptome. Auch Hirnnerven können betroffen sein, mitunter sogar isoliert. Die klinischen Erscheinungen halten sich nicht an das Ausbreitungsgebiet einzelner Nerven oder Wurzeln, sondern betreffen bestimmte Körperareale in symmetrischer oder asymmetrischer Verteilung. Dabei ist an den Extremitäten proximale oder distale Akzentuierung möglich. Am häufigsten sind symmetrische, distal und an den unteren Extremitäten betonte Verteilungsmuster. Seltener sind unilokuläre (etwa Schulter-Armregion) oder multilokuläre Manifestationen (Schwerpunkt-Polyneuropathie, Multiplex-Typ).

Die Nervenleitgeschwindigkeit ist bei primären Entmarkungen gemindert. Elektromyographische Befunde weisen auf einen neurogenen Prozeß hin. Liquor-Eiweiß kann erhöht sein.

Als pathologisch-anatomische Grundprozesse kommen vor: neuronale oder axonale Degeneration, segmentale Entmarkung, Wallersche Degeneration.

D: Mononeuropathia multiplex
E: *Mononeuropathia multiplex*

Synonyme: Multiplex-Neuropathie
Mononeuritis multiplex (Teilform)

Gleichzeitig oder mit nur geringem zeitlichem Verzug auftretende Erkrankung von mehreren Spinal- oder Hirnnerven in unterschiedlichen Körperregionen.

D: Schwerpunktpolyneuropathie
E: -

Synonym: Schwerpunktneuritis (Teilform)

Asymmetrisches Polyneuropathie-Syndrom mit Akzentuierung der Reiz- und/oder Ausfallserscheinungen in einem bestimmten Areal, etwa Schulter-Oberarm-Region einer Seite. Handelt es sich um ein entzündliches Geschehen, spricht man von Schwerpunktneuritis.

D: Polyneuritis
E: *Polyneuritis*

Primär das periphere Nervensystem betreffender entzündlicher Prozeß infektiöser, immunologischer oder unbekannter Ursache. Häufig akuter, gelegentlich sogar lebensbedrohlicher Verlauf. Nebeneinanderbestehen von Reiz- und Ausfallserscheinungen sowie charakteristische Liquorveränderungen (Eiweißvermehrung), unter Umständen spezifische serologische oder immunologische Befunde sowie positiver Erregernachweis sind charakteristisch. Auch isolierter Befall mehrerer einzelner Nerven ist möglich: sogenannte Mononeuritis vom Multiplex-Typ.
Pathologisch-anatomisch sind lympho-plasmozelluläre Infiltrate typisch.

D: Polyradikulitis
E: *Polyradiculitis*

Synonym: Meningopolyradikulitis

Entzündliche Erkrankung ausschließlich der Wurzeln von Spinalnerven, in der Regel mit Beteiligung der Meningen und Liquorveränderung (Liquoreiweiß-Erhöhung mit oder ohne Pleozytose).

D: Polyradikuloneuritis
E: *Polyradiculoneuritis*

Entzündliche Erkrankung von Neuronen in Spinalwurzeln und peripheren Nerven, in der Regel mit Liquorveränderung (Liquoreiweiß-Erhöhung mit oder ohne Pleozytose).

D: Polyneuropathia cranialis
E: *Polyneuropathia cranialis*

Synonyme: Hirnnervenpolyneuropathie
Polyneuritis cranialis (Teilform)
Hirnnervenpolyneuritis (Teilform)

Polyneuropathie-Syndrom im Hirnnervengebiet mit unterschiedlicher Ätiologie.

D: Burning-Feet-Syndrom
E: Burning feet syndrome

Schmerzhaft brennende Mißempfindungen an den Füßen, besonders an den Fußsohlen (gelegentlich auch an den Unterschenkeln) als Reizsymptom vor allem bei malabsorptiven und toxischen → Polyneuropathien.

D: Wittmaack-Ekbom-Syndrom
E: Restless legs syndrome

Synonyme: Restless legs (Teilform)
Restless hands (Teilform)
Anxietas tibiarum (obsolet)

Bezeichnung für vornehmlich abends oder frühmorgens im Sitzen oder Liegen auftretende eigenartige Mißempfindungen in den Extremitäten, am häufigsten in Unterschenkeln und Füßen, verbunden mit myoklonieartiger motorischer Unruhe. Meist unbekannter Herkunft, gelegentlich bei → Polyneuropathien, selten dominant autosomal erblich vorkommend. Psychogene Natur wird diskutiert.

II. UMSCHRIEBENE SCHÄDIGUNGEN UND KRANKHEITEN DER PERIPHEREN NERVEN

1. Syndrome der Hirn- und Spinalnerven

D: Retrobulbäre Nervus-opticus-Neuritis
E: *Retrobulbar neuritis of n. opticus*

Synonyme: Retrobulbärneuritis
Neuritis optica retrobulbaris
Neuritis retrobulbaris

Entzündlicher Prozess am N. opticus hinter dem Augapfel. Klinisch meist einseitige, in der Regel reversible Minderung des Visus. Häufig Schmerzen des Bulbus und Lichtsensationen bei Augenbewegungen. Fundus und Papille zunächst unauffällig; bei distaler Neuritis des N. opticus kann eine Papillitis mit Zentralskotom auftreten. Opticusatrophie mit temporaler Papillenblässe ist möglich. Die Sehschärfe beginnt sich nach wenigen Wochen zu bessern und kann sich wieder normalisieren.

D: Zyklische Nervus-oculomotorius-Parese
E: *Cyclic oculomotor paralysis*

Synonyme: Zyklische Okulomotorius-Lähmung
Axenfeld-Schürenberg-Syndrom

Seit Geburt bestehende oder in den ersten Lebensjahren erworbene, komplette innere und äußere Parese des N. oculomotorius mit z. T. nach jahrelanger Latenz in regelmäßigen Zeitabständen von 1-3 min alternierend dazu auftretenden tonischen Phasen in Form von Lidelevation, Pupillenkonstriktion und Bulbusbewegungen zur Mittellinie mit einer Dauer von 30-100 sec.
Ätiologie unbekannt.

D: Horner-Syndrom
E: *Horner's syndrome*

Synonyme: Horner-Symptomenkomplex
Hornersche Trias
Bernard-Syndrom
Claude-Bernard-Syndrom
Bernard-Horner-Syndrom
von-Passow-Syndrom
Hutchinson-Syndrom
Okulopupilläres Syndrom

Klinisches Syndrom, bei voller Ausprägung gekennzeichnet durch Miosis, Ptosis und Enophthalmus. Bei Schädigung des Ganglion stellatum oder des Halssympathicus (peripheres Horner-Syndrom) findet sich eine Anhidrose in Höhe der Läsion im Gesicht, an Hals, Arm, Hand und oberem Thorax. Liegt die Schädigung proximal des Halssympathicus (zentrales Horner-Syndrom) fehlt die Schweißsekretionsstörung (Läsion des Centrum ciliospinale) oder sie betrifft die homolaterale Körperhälfte, falls die absteigende Sympathicusbahn betroffen ist. Die Unterscheidung hinsichtlich des Läsionsortes gelingt pharmakologisch durch Reaktion auf Adrenalin, Kokain und Mecholyl.

D: Trigeminus-Neuralgie
E: *Trigeminal neuralgia*

Synonyme: Quintus-Neuralgie
Tic douloureux
Neuralgia major

Starke Schmerzen im Ausbreitungsgebiet des N. trigeminus; bevorzugt sind der 2. und 3. Ast betroffen. Eine symptomatische wird von einer idiopathischen Form unterschieden. Frauen sind häufiger als Männer betroffen.

Die symptomatische Form kann durch eine Vielzahl von Schädigungen (traumatisch, entzündlich, vaskulär, neoplastisch und demyelinisierend) ausgelöst werden. Manchmal besteht kein Unterschied im Beschwerdebild zu der idiopathischen Form.

Die idiopathische Form ist in der Regel einseitig und durch starke, serienweise einschießende Schmerzen (Tic douloureux) im Gesichtsbereich gekennzeichnet. Die Schmerzen können durch bestimmte Einwirkungen (Trigger-Mechanismen) in bevorzugten Regionen (Trigger-Zonen) ausgelöst werden.

D: Anaesthesia dolorosa
E: *Dolorific anesthesia*

Synonym: Deafferenzierungsschmerz

Schmerzsyndrom mit unerträglichen, brennenden Dauerschmerzen und/ oder Schmerzattacken bei Hyp- oder Analgesie im Ausbreitungsgebiet des N. trigeminus. Kann Folge von operativ behandelter → Trigeminus-Neuralgie oder eines Herpes zoster ophthalmicus sein.

D: Raeder-Syndrom
E: *Raeder's syndrome*

Synonyme: Gradenigo-Raeder-Syndrom
Paratrigeminales Syndrom
Paratrigeminale Lähmung
Paratrigeminales Sympathikus-Syndrom Raeder
Paratrigeminalparalyse des Sympathikus

Symptomatische Neuralgie vorwiegend des 1. Trigeminusastes mit ipsilateralem → Horner-Syndrom durch Irritation des intrakraniellen 3. sympathischen Neurons bei Prozessen oder traumatischen Schädigungen im Bereich der mittleren Schädelgrube. Das Horner-Syndrom ist nicht immer komplett. Exophthalmus und autonome Störungen können fehlen.
  Neben diesem Typ II des Raeder-Syndroms wird ein Typ I abgegrenzt, bei dem zusätzlich Augenmuskelparesen vorhanden sind.

D: Nasociliaris-Neuralgie
E: *Neuralgia of n. nasociliaris*

Synonyme: Neuralgie des N. nasociliaris
Nasoziliar-Neuralgie
Syndrom des N. ethmoidalis anterior
Ziliaris-Neuralgie
Charlin-Neuralgie

Paroxysmale einseitige okuloorbitale Schmerzen, Kongestion des vorderen Augenabschnitts, profuse wässrige Rhinorrhoe bei Rhinitis ipsilateralis, Augentränen und akute Entzündungen des Auges (manchmal mit Keratitis superficialis, eventuell mit Ulkusbildung). Die Schmerzen sind stark und dauern Minuten über Stunden bis Tage, um dann allmählich abzuklingen. Sie können den Patienten aus dem Schlaf aufwecken. Kokainapplikation auf die vordere Ethmoidalregion soll die Attacken sofort beenden (allenfalls als Test zu verwenden!). Berührung des inneren Augenwinkels und Kauen können die Schmerzanfälle auslösen.

D: Neuralgie des Ganglion pterygopalatinum
E: *Neuralgia of ganglion pterygopalatinum*

Synonyme: Neuralgie des Ganglion sphenopalatinum
Sluder-Neuralgie
Sluder-Syndrom
Sluder-Krankheit
Videanus-Neuralgie (irreführend)
Pterygopalatinum-Syndrom
Ganglion-sphenopalatinum-Syndrom

Einseitiger paroxysmaler Schmerz (meist 10-30 Minuten Dauer) im Bereich der Augenhöhle und der Nasenwurzel mit Einstrahlung in Munddach, Oberkiefer und Prozessus mastoideus. Photophobie, Augentränen, Rhinorrhoe und Hyperämie der Konjunktiva, Gefühl der „verstopften Nase", Rötung der Gesichtshaut um das Auge, konjunktivale Injektion, metallischer Mundgeschmack und Tinnitus können in wechselnder Kombination die Attacken begleiten. Vorwiegend bei Frauen im mittleren Alter (Menopause) zu beobachten. Häufigkeit zwischen mehrmals täglich bis mehrmals wöchentlich, abwechselnd mit schmerzfreien Perioden über Monate bis Jahre.

Anmerkung: Differentialdiagnose zum Bing-Horton-Syndrom, zur → Vidianus-Neuralgie und zur → Nasociliaris-Neuralgie ist oft schwierig.

D: Vidianus-Neuralgie
E: *Vail's neuralgia of the vidian nerve*

Synonyme: Videanus-Neuralgie
Neuralgie des N. petrosus major

Einseitige, andauernde oder anfallsweise Schmerzen im inneren Augenwinkel (druckschmerzhaft), Augapfel, Nasenwurzel, Oberkiefer, Gaumen, teilweise bis in die Schulter- und Nackenregion ausstrahlend. Niesreiz. Hypästhesie in Mund- und Rachenregion kann bestehen. Bisweilen von Vertigo und Tinnitus aurium begleitet.

Anmerkung: Der N. canalis pterygoidei (Vidianus-Nerv) setzt sich aus dem N. petrosus profundus (parasympathischer Ast) und dem N. petrosus major, einem variablen Ast des sympathischen Geflechtes der A. carotis interna, zusammen.

D: Syndrom des Nervus auriculotemporalis
E: *Neuralgia of n. auriculotemporalis*

Synonyme: Neuralgie des N. auriculotemporalis
Aurikulotemporales Syndrom
Baillarger-Frey-Syndrom
Frey-Syndrom
„Geschmacksschwitzen"

Im Versorgungsbereich des N. auriculotemporalis auftretende ziehende Mißempfindungen (selten brennende Schmerzen), Hitzegefühl, Hautrötung und Schweißbildung mit Tränenfluß. Die Beschwerden setzen meist Sekunden nach dem Kauen von Speisen (sauer, bitter) ein, manchmal schon beim Anblick der Nahrung, und sistieren nach Wegfallen des auslösenden Reizes. Eine Sensibilitätsstörung im betroffenen Gebiet besteht fast immer.

Die Ursache wird u. a. in einer Fehlregeneration der parasympathischen sekretorischen Fasern für die Ohr-Speicheldrüse mit Anschluß an die Schweißdrüsen vermutet, die sich einige Monate nach einer Operation (5% aller Fälle) oder nach Infektionskrankheiten der Glandula parotis bemerkbar macht. Ebenso bei intramedullären Prozessen und Grenzstrangläsionen zu beobachten; deshalb wird auch eine erhöhte Ansprechbarkeit sekretorischer Endplatten nach sympathischer Denervierung vermutet.

D: Costen-Syndrom
E: *Temporomandibular joint pain*

Synonyme: Mandibulargelenk-Syndrom
Kiefergelenkarthralgie
Temporo-mandibuläre Arthrosis
Oto-dentales Syndrom

Gesichtsschmerz-Syndrom, gekennzeichnet durch einseitigen, meist dumpf reißenden und kontinuierlichen Schmerz vor dem Ohr oder im Gehörgang, der in das Gesicht ausstrahlt und mit Zungen- oder Schleimhautbrennen, vermehrtem oder vermindertem Speichelfluß, Schwindel, Ohrgeräuschen und Schwerhörigkeit einhergeht.

Vermutete Ursache sind arthrogene Veränderungen im Mandibulargelenk, Muskelverkrampfung und Irritationen des N. auriculotemporalis und der Chorda tympani.

D: Gradenigo-Syndrom
E: *Gradenigo's syndrome*

Synonym: Syndrom der Pyramidenspitze

Ipsilaterale N. abducens-Parese und Schmerzen im Bereich des 1. und 2. Astes des N. trigeminus. Manifestation weist auf einen Prozess an der Felsenbeinspitze hin. Meist Ausdruck einer extraduralen Entzündung im Zusammenhang mit einer Otitis media. Eine N. fazialis-Parese kann bei Ausbreitung im Felsenbein hinzukommen. Erhöhter intrakranieller Druck und Papillenödem, wenn eine Thrombophlebitis des Sinus lateralis besteht.

D: Tolosa-Hunt-Syndrom
E: *Tolosa-Hunt syndrome*

Synonym: Schmerzhafte Ophthalmoplegie

Retroorbitale Schmerzen, Übelkeit, Parese des III., IV., des 1. und 2. Astes des V. sowie des VI. Hirnnerven (→ Fissura-orbitalis-superior-Syndrom), zusammen mit einem abgeschwächten Kornealreflex. Auftreten vorwiegend in der zweiten Lebenshälfte. Spricht auf Kortikoide an; spontane Remissionen kommen vor; Rezidive sind möglich.

D: Ramsay-Hunt-Syndrom
E: *Ramsay-Hunt syndrome*

N. facialis-Parese bei Herpes zoster oticus.

D: Fazialis-Myokymie
E: *Facial myokymia*

Faszikulierende oder undulierende („bag of worms") Bewegungen der perioralen Gesichtsmuskeln, manchmal verbunden mit anhaltenden Kontraktionen oder Paresen im betroffenen Bereich. Die überwiegende Zahl der Beobachtungen wurden im Zusammenhang mit multipler Sklerose oder Tumoren im Hirnstammbereich beobachtet.

D: Spasmus facialis
E: *Hemifacial spasm*

Synonyme: Hemifazialer Spasmus
Hemispasmus facialis

Nicht unterdrückbare, mehr oder weniger rhythmische, meist einseitige, krampfartige, synchrone Kontraktionen der vom N. facialis versorgten Gesichtsmuskeln, die durch Willkür- oder Reflexaktivität angestoßen werden können. Die Grundstörung besteht in einer Schädigung der Markscheiden der Fazialisaxone (parabiotische Region und Ephapsenbildung), hervorgerufen durch abnormen Verlauf von Gefäßen, seltener durch Tumoren im Kleinhirnbrückenwinkel. Differentialdiagnostisch vom Fazialis-Tic und von Synkinesien nach Fazialis-Paresen abzugrenzen.

D: Postregeneratorische Synkinesie
E: *Postregeneration synkinesia*

Synonyme: Fehlregeneration peripherer Nerven
Pathologische Mitbewegung
Fazialis-Synkinesie (Teilform)

Gleichzeitige Kontraktion verschiedener, zum betroffenen Nerven gehörender Muskeln nach axonaler Schädigung peripherer Nerven infolge Fehleinwachsens aussprossender Axone und/oder aberrierender kollateraler Regeneration. Jeder periphere Nerv kann betroffen sein.

D: Ganglion-geniculi-Neuralgie
E: *Neuralgia of ganglion geniculi*

Synonym: Nervus-intermedius-Neuralgie

Paroxysmale Schmerzen im Bereich des Ohres. Irritation durch aberrierende Gefäße, Aneurysmen oder Tumoren.

D: Akute periphere Vestibulopathie
E: Acute peripheral vestibulopathy

Synonyme: Neuronitis vestibularis (obsolet)
Neuronopathia vestibularis (obsolet)

Akuter Funktionsausfall des peripheren vestibulären Systems, klinisch gekennzeichnet durch akut auftretenden Drehschwindel, Übelkeit, Erbrechen und periphere vestibuläre Unter- bis Unerregbarkeit im kalorischen Test.

D: Glossopharyngeus-Neuralgie
E: *Glossopharyngeal neuralgia*

Synonyme: Glossopharyngicus-Neuralgie
Sicard-Syndrom
Weisenburg-Sicard-Syndrom
Sicard-Collet-Syndrom (irreführend)
Collet-Sicard-Syndrom (irreführend)
Sicard-Robineau-Syndrom

Stechender, fast immer einseitiger Schmerz, der in den Zungengrund und Pharynx lokalisiert wird. Der Schmerz kann hinter den äußeren Gehörgang und unter den Kieferwinkel ausstrahlen und durch bestimmte Einwirkungen (Trigger-Mechanismen) ausgelöst werden. Als Begleitsymptome können Hypersalivation, Erröten, Schweißausbruch, Tinnitus, Lacrimation, Tachykardien und Hypertension hinzukommen. Vertigo, Herzstillstand und zerebrale Anfälle sind ebenfalls berichtet worden. Eine symptomatische Form (meist durch Tumor) ist von einer idiopathischen abzugrenzen.

D: Syndrom des Prozessus styloideus
E: Syndrome of the processus styloideus

Symptomatische →Glossopharyngeus-Neuralgie, bedingt durch einen überlangen Prozessus styloideus oder Verkalkungen des Ligamentum styloideum oder eine Fraktur des Prozessus mit direkter Irritation des N. glossopharyngeus.

D: Plexus-tympanicus-Neuralgie
E: Neuralgia of the plexus tympanicus

Partielle symptomatische →Glossopharyngeus-Neuralgie mit ausschließlicher Schmerzlokalisation im Bereich des äußeren Gehörganges.

D: Hypersensitives Karotis-Sinus-Syndrom
E: *Hypersensitive carotid sinus*

Synonyme: Hypersensitiver Carotis-Sinus
Carotis-Sinus-Syndrom
Carotis-Sinus-Reflex
Charcot-Weiss-Baker-Syndrom

Bradykardien oder Asystolien mit oder ohne Abfall des Blutdrucks und mit möglicher Beeinträchtigung der zerebralen Durchblutung nach mechanischer Stimulation des Glomus caroticum. Ein hypersensitiver Carotis-Sinus besteht dann, wenn die Asystolie länger als 3 sec dauert oder wenn der Blutdruckabfall mehr als 50 mmHg beträgt. Auftreten meist bei kardiovaskulären Krankheiten. Andere prädisponierende Faktoren sind lokale Tumorinfiltration, Takayasu-Krankheit und vagale Läsionen. Eine Synkope kann durch Drehen des Kopfes, Tragen eines engen Kragens oder Streckung der Haut über dem Hals während des Rasierens ausgelöst werden.

D: Neuralgie des Nervus laryngeus superior
E: *Neuralgia of n. laryngeus superior*

Seltene Neuralgie mit anfallsartigen oder andauernden Schmerzzuständen im Kehlkopfbereich, häufig ausgelöst durch Schlucken, Gähnen und Sprechen. Charakterisiert durch Husten und Heiserkeit während der Schmerzattacken. Als Ursache kommen Infektionen (z. B. Tuberkulose), Tumoren oder Reize unklarer Genese in Betracht.

D: Foramen-jugulare-Syndrom
E: *Syndrome of jugular foramen*

Synonym: Siebenmann-Syndrom

Klinisches Syndrom nach Schädelbasisfrakturen, bei Tumoren (Glomustumor, Metastasen) sowie bei Thrombosen der V. jugularis. Klinisch gekennzeichnet durch Schluckstörungen, Lähmung des Gaumensegels und der Stimmbänder sowie Schwäche der Mm. trapezius und sternocleidomastoideus auf der betroffenen Seite.

D: Vernet-Syndrom
E: Vernet's syndrome

→ Foramen-jugulare-Syndrom mit zusätzlicher kontralateraler Pyramidenbahnschädigung.

D: Collet-Sicard-Syndrom
E: Collet-Sicard syndrome

→ Foramen-jugulare-Syndrom mit ipsilateraler N. hypoglossus-Schädigung.

D: Garcin-Syndrom
E: *Garcin's syndrome*

Synonym: Halbbasis-Syndrom (obsolet)

Schädigung fast sämtlicher Hirnnerven auf einer Seite bei einem Prozeß in einer Schädelbasishälfte (z.B. Nasen-Rachen-Tumor, Gefäßerkrankungen, basale Meningitis).

D: [Okzipital-Neuralgie]
E: *Neuralgia of occipital region*

Unpräzise Bezeichnung für verschiedene Schmerzformen im Okzipitalbereich. Anfallsartige Schmerzen sind selten, sie treten einseitig auf und sind mitunter z.B. durch Kämmen oder Aufsetzen des Hutes auslösbar (Trigger-Zone). Bei der Untersuchung besteht allein eine Druckdolenz des Nervenaustrittspunktes. Die Ätiologie ist unbekannt. Chronische ein- oder beidseitige Schmerzen sind fast immer auf eine Irritation des Nerven zurückzuführen (z.B. Neurinom, Meningitis, Raumforderungen in der hinteren Schädelgrube, Fehlbildungen des kraniozervikalen Übergangs).
Anmerkung: Wegen seiner ungenauen ätiologischen Zuordnung sollte der Begriff nicht mehr verwendet werden.

D: Interkostal-Neuralgie
E: Neuralgia of intercostal nerves

Sammelbezeichnung für ätiologisch nicht abgeklärte Schmerzzustände im Interkostalbereich. Möglicherweise Frühsymptom krankhafter Prozesse im Thoraxraum, z. B. Pleuritis oder infiltrativ wachsender Tumor.

Anhang

D: Glossodynie
E: *Glossodynia*

Symptombezeichnung für vorübergehende oder andauernde Schmerzen der Zunge mit Mißempfindungen („Brennen"), oft auch der Mundschleimhaut. Tritt bei zahlreichen unterschiedlichen Krankheiten auf (z. B. Eisenmangel, perniziöser Anämie, Diabetes mellitus, Allergien, Sjögren-Syndrom oder Depression).

2. Läsionen der Hirnnerven

D: Nervus-olfactorius-Läsion
E: *Lesion of n. olfactorius*

Läsion des Bulbus olfactorius oder der Fila olfactoria durch Verletzung, Tumoren der vorderen Schädelgrube oder entzündliche Veränderungen des Nasenraumes. Klinisch gekennzeichnet durch Störung der Geruchs- und/oder der aromatischen Geschmackswahrnehmung.
Anmerkung: Der N. olfactorius ist Teil des Gehirns, seine Läsion wird jedoch zusammen mit den Läsionen der Hirnnerven behandelt.

D: Nervus-opticus-Läsion
E: *Lesion of n. opticus*

Läsion des N. opticus bei Verletzungen (Schädelfraktur, Optikusscheidenhämatom), durch Tumoren, vaskuläre Schädigungen (Thrombosen, Embolien, Arteriitiden) oder Entzündungen. Klinisch gekennzeichnet durch Sehstörungen (Amaurose, Zentralskotom).
Anmerkung: Der N. opticus ist Teil des Gehirns, seine Läsion wird jedoch zusammen mit den Läsionen der Hirnnerven behandelt.

D: Nervus-oculomotorius-Läsion
E: Lesion of n. oculomotorius

Läsion des N.oculomotorius, klinisch gekennzeichnet durch Ptosis und Lähmung der äußeren und inneren Augenmuskeln bis auf die Mm. rectus lateralis und obliquus superior mit lichtstarrer Mydriasis. Eine einseitige lichtstarre Mydriasis im Koma zeigt die Einklemmung des N.oculomotorius am Tentoriumschlitz an (lebensbedrohliche Situation!, sogenanntes Clivus-Kanten-Syndrom) und damit die meist seitenentsprechende intrakranielle Raumforderung (siehe auch transtentorielle Herniation).

D: Nervus-trochlearis-Läsion
E: Lesion of n. trochlearis

Läsion des N.trochlearis bei Frakturen der Schädelbasis. Klinisch gekennzeichnet durch Behinderung der Blickwendung nach innen und unten durch Lähmung des M.obliquus superior und Kopfneigung zur gesunden Seite zur Kompensierung der Schielhaltung des betroffenen Auges (Trochlearis-Schiefhals). Selten nur isoliert vorkommende Läsion; meist zusammen mit Läsionen der Nn. abducens und oculomotorius.

Anmerkung: Häufig isolierter Funktionsausfall des M.obliquus superior, verursacht durch Orbitafraktur medial und Verlagerung der Trochlea, so daß bei fehlendem Hypomochlion trotz Muskelkontraktion die Funktion ausfällt.

D: Nervus-trigeminus-Läsion
E: *Lesion of n. trigeminus*

Läsion des N.trigeminus, klinisch gekennzeichnet durch Parese der gleichseitigen Kaumuskulatur und Sensibilitätsstörung im Versorgungsgebiet des Nerven. Der Kornealreflex geht verloren. Je nach Lokalisation des Prozesses können die einzelnen Trigeminusäste auch isoliert betroffen sein.

D: Nervus-abducens-Läsion
E: *Lesion of n. abducens*

Läsion des N.abducens häufig in Verbindung mit Verletzungen der Nn. oculomotorius und trochlearis. Klinisch gekennzeichnet durch Konvergenzschielen, durch Unfähigkeit, das Auge zu abduzieren, durch Doppelbilder und kompensatorische Kopfhaltung. Der N.abducens wird besonders häufig direkt durch traumatische und basale meningeale Prozesse geschädigt, da er einen besonders langen Verlauf durch den Subarachnoidalraum nimmt.

D: Nervus-facialis-Läsion
E: *Lesion of n. facialis*

Synonyme: Geburtstraumatische Fazialis-Parese
Otogene Fazialis-Lähmung
Idiopathische Fazialis-Lähmung
Bellsche Lähmung
Kryptogenetische Fazialis-Parese
Fazialis-Lähmung e frigore (obsolet)
Rheumatische Fazialis-Lähmung (obsolet)

Läsion des N. facialis durch Verletzung (auch geburtstraumatisch), Tumoren, übergreifende Entzündungen vom Ohr, Herpes zoster oder idiopathisch (Bellsche Lähmung). Bei der traumatischen Läsion werden die primäre (Kompression durch Knochenfragment) von der sekundären Form (Ödem, intrakranielles Hämatom) unterschieden. Die Prognose der sekundären Form ist günstiger. Bei proximaler Läsion verstrichene Stirnfalte, hängendes Oberlid, ektropioniertes Unterlid, offene Lidspalte, verstrichene Nasolabialfalte, eventuell Hyperakusis durch N. stapedius-Schädigung, Störung der Tränensekretion durch N. intermedius-Ausfall, gelegentlich Minderung der Speichelsekretion, der Geschmacksempfindung und der Sensibilität der vorderen 2/3 der Zunge durch Mitschädigung des N. lingualis.

Anmerkung: Bei der zentralen Lähmung bleibt in der Regel der 1. Ast intakt.

D: Nervus-vestibulocochlearis-Läsion
E: *Lesion of n. vestibulocochlearis*

Synonyme: N. statoacusticus-Läsion
N. acusticus-Läsion (Teilform)
N. vestibularis-Läsion (Teilform)

Läsion des N. vestibulocochlearis. Klinisch gekennzeichnet durch Hörstörungen und Störung des Gleichgewichtssinns. Initial Auftreten eines Nystagmus.

D: Nervus-glossopharyngeus-Läsion
E: *Lesion of n. glossopharyngeus*

Läsion des N. glossopharyngeus, häufig in Kombination mit einer Schädigung des N. vagus. Bei beidseitiger Läsion klinisch gekennzeichnet durch Gaumensegelparese, Schluckstörung und Sensibilitätsstörung im Bereich des weichen Gaumens und der Tonsillennischen. Die isolierte einseitige Läsion wird meist subjektiv nicht bemerkt und führt zur Seitenverschiebung des Gaumensegels (Kulissenphänomen).

D: Nervus-vagus-Läsion
E: *Lesion of n. vagus*

Läsion des N. vagus, häufig bei Tumoren und Frakturen im Bereich der hinteren Schädelgrube, meist in Kombination mit einer Schädigung des N. glossopharyngeus. Klinisch gekennzeichnet durch Sensibilitätsstörung im Bereich des äußeren Gehörgangs und der Ohrmuschel sowie durch Heiserkeit und gestörte Phonation.

D: Nervus-recurrens-Läsion
E: *Lesion of n. laryngeus recurrens*

Synonyme: N. laryngeus-recurrens-Läsion
Ortner-Syndrom I (Teilform)

Meist einseitige Läsion des N. laryngeus recurrens, klinisch gekennzeichnet durch Heiserkeit und seitenentsprechende Lähmung der Kehlkopfmuskeln. Die Recurrens-Läsion kann Teilsymptom der Vagusstamm-Läsion sein, aber auch bei weiter peripher angreifenden Störungen selbständige Bedeutung haben (Mediastinaltumoren).

D: Nervus-accessorius-Läsion
E: Lesion of n. accessorius

Läsion des N. accessorius im Bereich der Schädelbasis oder auch peripher im Halsbereich (Lymphknotenbiopsie!). Klinisch gekennzeichnet durch Funktionsausfall des M. sternocleidomastoideus und der Pars deszendens des M. trapezius. Bei operativ gesetzten Läsionen ist meist nur der Trapezius-Ast verletzt. Die periphere Läsion verursacht eine Parese des M. trapezius, die in ihrer voll ausgeprägten Form am Herabhängen des Schultergürtels und der Auswärtsdrehung des Schulterblatts sowie dem Unvermögen, den Arm im Schultergelenk über 90° zu erheben, zu erkennen ist.

D: Nervus-hypoglossus-Läsion
E: Lesion of n. hypoglossus

Läsion des N. hypoglossus im Bereich der Schädelbasis (Condylus occipitalis) oder außerhalb durch Frakturen der oberen Halswirbel. Klinisch gekennzeichnet durch meist einseitige Lähmung der Zungenmuskulatur mit halbseitiger Zungenatrophie. Die Zunge weicht bei Innervation zur gelähmten Seite hin ab.

3. Läsionen der Nervenwurzeln und der peripheren Nerven

D: Zervikale Wurzelläsionen
E: Lesions of cervical roots

Radikuläre Syndrome im Halsbereich, klinisch gekennzeichnet durch Nackenschmerzen, Nackensteife und Schulter-Arm-Schmerz sowie segmental angeordnete Sensibilitätsstörungen, durch Reflexstörungen und Paresen. Bei Wurzelläsionen treten grundsätzlich keine Defekte der autonomen Hautversorgung und keine Schweißsekretionsstörungen auf (Ausnahme: Wurzel C8 !). Am häufigsten vertebragen.

D: C3/C4-Wurzelläsion
E: Radicular syndrome C3/C4

Radikuläres Syndrom in Höhe C3/C4. Klinisch gekennzeichnet durch Schmerzen und Hypalgesie im Schulter-Nacken-Bereich sowie Zwerchfellparese. Keine Reflexstörung. Bei der C4-Läsion regelmäßig Innervationsstörung in den Schulterblattmuskeln.

D: C5-Wurzelläsion
E: *Radicular syndrome C5*

Radikuläres Syndrom in Höhe C5. Klinisch gekennzeichnet durch Schulterschmerzen und Sensibilitätsstörungen lateral und dorsal über der Schulterwölbung und der Außenseite des Oberarms, Abschwächung des Bizepsreflexes und Lähmung des M. deltoideus, gelegentlich auch Parese des M. biceps brachii und der Schulterblattmuskeln.

D: C6-Wurzelläsion
E: *Radicular syndrome C6*

Radikuläres Syndrom in Höhe C6. Klinisch gekennzeichnet durch Schmerzen im ganzen Arm (vom hinteren Rand des M. deltoideus über den radialen Kondylus, die Radialseite des Unterarms bis in den Daumen) und durch Sensibilitätsstörungen, meist Hypalgesie, besonders im beschriebenen Bereich distal. Der Bizepsreflex ist abgeschwächt oder erloschen. Funktionsstörung der Mm. biceps brachii und brachioradialis.

D: C7-Wurzelläsion
E: *Radicular syndrome C7*

Radikuläres Syndrom in Höhe C7. Klinisch gekennzeichnet durch Schmerzen im Arm, die bis in den 2., 3. und 4. Finger ausstrahlen. Analgesie an der Außenseite des Oberarms, dorsal streifenförmig am Unterarm, volar wie auch dorsal auf der Mittelhand und am 2. bis 4. Finger. Trizepsschwäche, Parese des M. pectoralis major (mittlerer Anteil), motorische Schwäche der langen Fingerbeuger sowie des M. pronator teres. Daumenballenatrophie (Kennmuskel) kommt vor, gelegentlich auch Parese der ulnaren Fingerstrecker. Der Trizepsreflex ist abgeschwächt oder aufgehoben.

D: C8-Wurzelläsion
E: *Radicular syndrome C8*

Radikuläres Syndrom in Höhe C8. Klinisch gekennzeichnet durch Parästhesie im 4. und 5. Finger und Innervationsstörungen vorwiegend in der Muskulatur des Kleinfingerballens; auch der M. trizeps brachii ist immer mitbetroffen. Gelegentlich kann eine Störung der Pupilleninnervation in Form einer Reizmydriasis oder (Defekt)-Miosis vorkommen, jedoch kein vollständiges → Horner-Syndrom. Meistens Schweißsekretionsstörungen im Gesicht.

D: Thorakale Wurzelläsionen
E: *Lesions of thoracic roots*

Radikuläre Syndrome im Thoraxbereich, häufig verursacht durch Herpes zoster, auch durch intraspinalen Tumor, kaum vertebragen. Klinisch gekennzeichnet durch halbseitige gürtelförmige Schmerzen und eventuell Störungen der Algesie im Thoraxbereich und auch umschriebene Rumpfmuskelparesen.
Anmerkung: Reflektorisch projizierte viszerogene Schmerzen (Headsche Zonen) können Wurzelläsionen vortäuschen.

D: Lumbo-sakrale Wurzelläsionen
E: *Lesions of lumbosacral roots*

Synonyme: Ischias-Syndrom
Lumboischialgie
Ischiolumbalgie
Ischias (Umgangssprache)
Elsberg-Syndrom (Sonderform)

Radikuläre Syndrome in Höhe von Th12 bis S5. Je nach Lokalisation der Läsion charakteristische segmental angeordnete Schmerzen, Sensibilitätsstörungen und Paresen sowie entsprechende Reflexausfälle.
Die häufigen L5- und S1-Syndrome sind überwiegend durch Bandscheibenvorfälle verursacht. Oberhalb von L4 sind die Ursachen mannigfaltiger (z. B. Traumen, Tumoren, Herpes zoster).

D: L1/L2-Wurzelläsion
E: Radicular syndrome L1/L2

Radikuläres Syndrom mit entsprechenden Ausfällen in den Segmenten L1 und L2.

D: L3-Wurzelläsion
E: Radicular syndrome L3

Radikuläres Syndrom in Höhe von L3. Klinisch gekennzeichnet durch Schmerzen und Hypalgesie vorwiegend auf der Streckseite des Oberschenkels vom Trochanter major bis zum medialen Condylus femoris, durch Parese des M. quadriceps femoris, leichte Innervationsstörung der Adduktoren und abgeschwächte oder meist nicht auslösbare Quadrizeps- und Adduktorenreflexe.

Läsionen der Nervenwurzeln und der peripheren Nerven 47

D: L4-Wurzelläsion
E: *Radicular syndrome L4*

Radikuläres Syndrom in Höhe von L4. Klinisch gekennzeichnet durch Schmerzen und Sensibilitätsstörungen in einem Bereich, der von der distalen Streckseite des Oberschenkels über den lateralen Condylus femoris und die tastbare Tibiafläche bis zum inneren Fußrand reicht. Außerdem gekennzeichnet durch geminderte Kraft des M. quadriceps femoris, Parese des M. tibialis anterior sowie durch abgeschwächten Quadrizepsreflex.

D: L5-Wurzelläsion
E: *Radicular syndrome L5*

Radikuläres Syndrom in Höhe von L5. Klinisch gekennzeichnet durch Schmerzen und Sensibilitätsstörungen vom äußeren hinteren Quadranten des Oberschenkels und äußeren vorderen Quadranten des Unterschenkels über den Fußrücken bis zur Großzehe. Parese der Mm. glutaeus medius und extensor hallucis longus, der Peronäusgruppe, des M. tibialis anterior und des M. extensor digitorum brevis. Ausfall des Tibialis-posterior-Reflexes oder des Fußextensoren-Reflexes.

D: S1-Wurzelläsion
E: *Radicular syndrome S1*

Radikuläres Syndrom in Höhe von S1. Klinisch gekennzeichnet durch Schmerzen und Sensibilitätsstörungen auf der dorsolateralen Seite des Oberschenkels von der Glutäalfalte über den lateralen Bereich des Unterschenkels, den fibularen Malleolus zum lateralen Fußrand (3. bis 5. Zehe). Außerdem charakterisiert durch Pronationsschwäche infolge Lähmung des M. peronaeus brevis und Innervationsstörungen im Bereich der Oberschenkelbeuger, speziell des M. biceps femoris, mit Ausfall des dazugehörigen Muskeldehnungsreflexes und Lähmung des M. triceps surae. Parese der Glutäalmuskulatur ist möglich. Ausfall des Trizeps-surae-Reflexes (Achillessehnenreflex).

D: Cauda-Syndrom
E: *Caudal radicular syndrome*

Synonym: Cauda-equina-Syndrom

Akut meist durch lumbalen Bandscheibenvorfall, chronisch durch zunehmende Kompression der Cauda equina hervorgerufenes Krankheitsbild. Blastomatöse Prozesse manifestieren sich häufig in Form eines Cauda-Syndroms (Liquorzytologie!). Klinisch charakterisiert bei medialer Kompression durch eine segmentale, nach oben scharf begrenzte Sensibilitätsstörung („Reithosenanästhesie"), beidseitige schlaffe Lähmung des M. triceps surae, der kleinen Fußmuskeln, manchmal auch proximaler Muskelgruppen, Blasen- und Mastdarminsuffizienz sowie Reflexausfälle je nach Höhe der Läsion. Blasen- und Mastdarmstörungen können bei chronischen Verläufen oft lange Zeit fehlen.

D: Pseudoradikuläres Syndrom
E: Pseudoradicular syndrome

Klinisches Bild, das den Eindruck einer Wurzelreizung hervorruft. Es dürfte sich aber um eine reflektorische Antwort auf die Reizung der Spannungsrezeptoren vorwiegend in den Kapseln der kleinen Wirbelgelenke handeln.

D: Bandscheibenvorfall
E: Prolaps of intervertebral disk

Vorfall von Anteilen von meist verändertem Bandscheibengewebe nach Ruptur des Faserringes ohne (Protrusio) bzw. mit (Prolaps) Perforation des Ligamentum flavum. Symptomatik je nach Ausmaß und Lokalisation.
Anmerkung: Akute Syndrome durch Massenprolaps sind dringend neurochirurgisch zu versorgende Notfälle.

D: Zervikaler Bandscheibenvorfall
E: Prolaps of cervical intervertebral disk

Vorfall einer Zwischenwirbelscheibe im Halsbereich, am häufigsten im unteren Anteil der Halswirbelsäule, besonders zwischen dem 6. und 7. Halswirbel. Symptomatik je nach Ausmaß und Lokalisation der Läsion.

D: Thorakaler Bandscheibenvorfall
E: Prolaps of thoracic intervertebral disk

Vorfall einer Zwischenwirbelscheibe im Bereich der Brustwirbelsäule; führt als Massenprolaps zur Kompression der Medulla spinalis. Isolierte prolapsbedingte Wurzelläsionen gehören zu den großen Seltenheiten. Symptomatik je nach Ausmaß und Lokalisation der Läsion.

D: Lumbaler Bandscheibenvorfall
E: *Prolaps of lumbal intervertebral disk*

Vorfall einer Zwischenwirbelscheibe im Bereich der Lendenwirbelsäule, vorwiegend zwischen dem 5. Lenden- und 1. Sakralwirbel. Tritt bevorzugt im Erwachsenenalter auf. Abgesehen von der seltenen unfallbedingten Verursachung steht die physiologische Bandscheibendegeneration im Vordergrund. Symptomatik je nach Ausmaß und Sitz der Läsion.

D: Zervikalsyndrom
E: *Cervical syndrome*

Im Halswirbelsäulenbereich vorwiegend von den Nervenwurzeln, vom zervikalen Mark und/oder von den zervikalen Gefäßen ausgelöste Störungen. Unterschieden wird ein oberes, mittleres und unteres Zervikal-Syndrom, wobei Überlappungen möglich sind.

Oberes Zervikal-Syndrom: gekennzeichnet durch Schmerzen im Nakken- und Hinterhauptsbereich und Sensibilitätsstörungen in C2.

Mittleres Zervikal-Syndrom: charakterisiert durch Nacken-Schulter-Schmerz verbunden mit kardialen Sensationen, Oberbauchsymptomen, Störungen der Zwerchfellmotorik und eventuell Schmerzeinstrahlung zwischen die Schulterblätter.

Unteres Zervikal-Syndrom: meist in die Arme ausstrahlende Schmerzen und neurologische Symptome entsprechend den Ausfällen der Wurzeln C6 bis C8.

D: Zervikale Myelopathie
E: *Cervical myelopathy*

Schädigung des Halsmarkes mit multifaktorieller Genese (chronischer Druck, vaskulär, angeborener oder erworbener enger Spinalkanal, Arachnopathie, Verdickung der Ligamenta flava u.a.). Die eigentliche Ätiologie bleibt oft unerkannt. Klinisch charakterisiert durch allmählich sich ausprägende medulläre Symptomatik mit Paraspastik der Beine, Empfindungsstörungen, Blasenentleerungsstörungen und spinaler Ataxie. Sensibilitätsstörungen an Händen und Armen sowie Atrophien kleiner Handmuskeln können auftreten.

D: Pseudospondylolisthesis
E: *Pseudospondylolisthesis*

Synonym: Pseudospondylolisthesis Junghanns

Ventralverschiebung eines Wirbels über dem nächst tiefer gelegenen, aber ohne die für die Spondylolisthesis typische Unterbrechung der Interartikularportion des Wirbelbogens. Ursache sind Bandscheibendegenerationen, Dysplasien der Interartikularportion der Wirbelbögen und/oder Wirbelgelenke. Oft symptomloser Zufallsbefund.

D: Claudicatio intermittens spinalis
E: *Claudicatio intermittens spinalis*

Synonym: Syndrom des engen lumbalen Spinalkanals

Intermittierende Funktionsstörungen verschiedener Rückenmarksbereiche, die unter Belastung verstärkt auftreten und sich zum Teil durch Veränderungen der Körperhaltung bessern können. Ausbildung eines →Cauda-Syndroms ist möglich.

Als Ursachen kommen sowohl vaskuläre als auch primär mechanisch bedingte Raumforderungen, insbesondere ein enger Spinalkanal, in Betracht.

D: Rami-dorsales-Läsion
E: *Lesion of rami dorsales*

Synonyme: Notalgia paraesthetica (Teilform)
Dorsalgia paraesthetica (Teilform)

Kompressionssyndrom der Rr. dorsales der Nn. intercostales beim Durchtritt der Spinalnerven durch die Sehnenansätze der paravertebralen Muskulatur und ihrer Faszie. Klinisch charakterisiert durch hartnäckige lokale Schmerzen und Sensibilitätsstörungen paravertebral. Verursacht durch Prozesse an den Wirbelgelenken, haltungsbedingte mechanische Beanspruchung der Nervenäste an ihren Durchtrittsstellen durch die Faszie und auch durch Fettgewebshernien an den Durchtrittsstellen.

D: Rami-cutanei-anteriores-Läsion
E: *Lesion of rami cutanei anteriores*

Synonyme: Rami-cutanei-mediales-Läsion
M. rectus-abdominis-Syndrom

Kompression der Endäste der sechs kaudalen Rr. cutanei anteriores der Interkostalnerven beim Durchdringen des M. rectus abdominis. Klinisch charakterisiert durch lokale Druckschmerzhaftigkeit, scharfen brennenden Schmerz entlang des Muskels, besonders bei Anspannung.

D: Plexus-Läsion
E: *Plexus lesion*

Oberbegriff für Schädigungen der Plexus brachialis und lumbosacralis. Die Ursachen der Armplexus-Läsion sind vielfältiger Natur; der Plexus lumbosacralis wird im Vergleich mit dem Plexus brachialis häufiger durch Malignome geschädigt.

Läsionen der Nervenwurzeln und der peripheren Nerven 55

D: Armplexus-Läsion
E: Brachial plexus lesion

Läsion der Nervenfasern des Plexus brachialis, die aus den Wurzeln C5 - Th1 (C4 - Th2) stammen, außer durch Tumoren und Strahlen (in der Regel Spätschäden) meist durch Traumatisierung und anatomische Anomalien (z. B. Halsrippe) des oberen Schultergürtels und der Arme verursacht. Die Symptomatik ist abhängig vom Schweregrad und der Lokalisation der Schädigung. Man unterscheidet eine →obere und eine →untere Plexus-Läsion sowie →Läsionen des dorsalen, medialen und lateralen Faszikels des Armplexus. Bei schwerer Traumatisierung sind zusätzlich Wurzelausrisse häufig. Typische Motorradfahrerverletzung.

D: Obere Armplexus-Läsion
E: Upper brachial plexus lesion

Synonyme: Erb-Lähmung
Duchenne-Erb-Lähmung

Häufige Verletzungsform im Armplexusbereich, die die Nervenfasern aus C5 und C6 betrifft, mit Lähmung der Abduktoren und Außenrotatoren des Schultergelenks, der Schulterblattmuskeln und der Oberarmbeuger. Meist Hypästhesie im Schulterbereich, an der Außenseite des Oberarms und der radialen Seite des Unterarms. Klinisch außerdem gekennzeichnet durch eingeschränkte oder aufgehobene Beugung und Innenrotation im Ellenbogengelenk, schlaff herabhängenden Arm mit innenrotiertem Unterarm und nach hinten gekehrter Handinnenfläche, sowie Ausfall des Bizeps-Sehnenreflexes.

D: Untere Armplexus-Läsion
E: *Lower brachial plexus lesion*

Synonyme: Klumpke-Lähmung
Déjerine-Klumpke-Lähmung

Verletzungsform im Armplexusbereich, die die Nervenfasern aus C8 und Th1 betrifft, mit Lähmung der kleinen Handmuskeln, manchmal (am Unterarm) der Extensoren für die Hand und die Finger sowie des M. abductor pollicis longus. Bei Ausfall des Halssympathikus durch Verletzung der unteren Zervikal- und der ersten Thoraxwurzeln kann auf der gleichen Seite ein → Horner-Syndrom beobachtet werden. Sensibilitätsstörungen im Bereich des ulnaren Unterarms und der Handkante. Häufigste Ursache der unteren Armplexus-Läsion ist ein Pancoast-Tumor.
Anmerkung: Ähnliche, traumatisch ausgelöste Syndrome beruhen oft auf Wurzelausrissen.

D: Läsion des dorsalen Armplexusfaszikels
E: *Lesion of the posterior cord of the brachial plexus*

Läsion des dorsalen Faszikels des Plexus brachialis mit Ausfall des sensiblen und motorischen Versorgungsgebiets der Nn. axillaris, radialis und oft auch des N. thoracodorsalis. Klinisch gekennzeichnet durch Ausfall der Unterarmstreckung, der Ulnarabduktion, der Supination und der Dorsalflexion der Hand. Beeinträchtigung der Palmarflexion der Hand, der Fingerstreckung und der Beugung des Daumens.

D: Läsion des medialen Armplexusfaszikels
E: Lesion of the medial cord of the brachial plexus

Läsion des medialen Faszikels des Plexus brachialis mit Ausfall des sensiblen und motorischen Versorgungsgebiets der Nn. ulnaris, cutaneus antebrachii medialis und medialer Anteile der Medianuswurzeln. Klinisch gekennzeichnet durch Ausfall der Ulnarabduktion der Hand, Atrophie der Mm. interossei, Fehlen oder Schwäche der Daumenopposition sowie beeinträchtigte Fingerbeugung und Pronation.

D: Läsion des lateralen Armplexusfaszikels
E: Lesion of the lateral cord of the brachial plexus

Läsion des lateralen Faszikels des Plexus brachialis mit Ausfall des sensiblen und motorischen Versorgungsgebiets des N. musculocutaneus und lateraler Anteile der Medianuswurzeln. Klinisch gekennzeichnet durch Ausfall der Unterarmbeugung. Beeinträchtigung der Pronation des Unterarms, der Radialabduktion und der Palmarflexion der Hand sowie der Streckung und Beugung der Finger.

D: Geburtstraumatische Armplexus-Läsion
E: *Obstetric lesion of brachial plexus*

Läsion des Armplexus während der Geburt. Beobachtet wird sowohl die →obere als auch die →untere Armplexus-Läsion sowie Kombinationen von beiden, unter Umständen mit Phrenicus-Verletzung (siehe auch Kofferath-Syndrom).

D: Armplexus-Läsion durch Druck von oben
E: *Lesion of brachial plexus due to pressure from above*

Synonyme: Rucksack-Lähmung
Tornister-Lähmung
Steinträger-Lähmung

Kompressionsschädigung des Plexus brachialis unter mechanischer Belastung in den individuell unterschiedlich präformierten Engpässen des Schultergürtels. Klinisch mit Ausfällen, die einer →oberen Plexus-Läsion entsprechen. Zusätzlich Durchblutungsstörung der A. axillaris. Häufig mitbetroffen ist der N. thoracicus longus. Im allgemeinen gute Prognose mit monatelanger Rückbildungsphase der Ausfallserscheinungen.

D: Zerviko-brachiales Syndrom
E: *Cervicobrachial syndrome*

Synonyme: Cervicobrachialgie
Schulter-Arm-Syndrom (Teilform)
Schulter-Hand-Syndrom (Teilform)

Unscharfer Begriff für klinische Syndrome unterschiedlicher Ätiologie, bei denen Schmerzen in Hals, Schulter und Arm im Vordergrund stehen. Dazu zählen u. a. Zustände nach Schleudertraumen, →Kompressionsyndrome der oberen Thoraxöffnung, die →neuralgische Amyotrophie, die häufige →Brachialgia paraesthetica nocturna, das →skapulo-kostale Syndrom u. a.

D: Skapulo-kostales Syndrom
E: *Scapulocostal syndrome*

Schmerzsyndrom im Bereich des Schulterblatts, der Schulter und des Armes, verursacht durch Überlastung oder Fehlbelastung der Schultergürtelmuskeln. Die Schmerzen entstehen allmählich in der Schultergegend und strahlen in den Arm und gelegentlich bis zur Hand aus. Oft bestehen Schmerzen auch im Nacken, am Hinterhaupt und in der Brust. Zunahme der Schmerzen im Laufe eines Tages. Manchmal pseudoradikuläres Beschwerdebild. Charakteristischer Druckschmerz in der Muskulatur (Myogelose) an eng umschriebener Stelle am inneren Rand des Schulterblatts.

D: Periarthropathia humeroscapularis
E: *Scapulohumeral periarthritis*

Synonyme: Periarthritis humeroscapularis
Periarthrosis humeroscapularis
Impingement-Syndrom
Supraspinatus-Syndrom (Teilform)
Tendinosis calcarea (Sonderform)
Schmerzhafte Schultersteife (Sonderform)

Sammelbegriff für alle krankhaften Erscheinungen, die von degenerativen Veränderungen des periartikulären Gewebes an der Schulter ausgehen. Pathologisch-anatomische Veränderungen treten vor allem an der Supraspinatussehne, an der sogenannten Rotatorenmanschette und im Gleitgewebe der langen Bizepssehne auf. Bei der Abduktion im Schultergelenk kommt es zur Kompression des periartikulären Gewebes zwischen dem Tuberculum majus humeri, dem Akromion und dem Ligamentum coracoacromiale.

D: Kompressionssyndrom der oberen Thoraxöffnung
E: *Thoracic outlet syndrome*

Synonyme: Thoracic-outlet-Syndrom
Oberes Kompressionssyndrom
Schultergürtel-Kompressionssyndrom

Sammelbezeichnung für konstitutionsbedingte Kompressionssyndrome, z. B. →Skalenus-Syndrom, →Kostoklavikular-Syndrom, →Halsrippen-Syndrom, →Syndrom der ersten Rippe, →Hyperabduktionssyndrom, →Pectoralis-minor-Syndrom. Neben unterschiedlichen Plexussyndromen sind hier arterielle Durchblutungsstörungen des Armes durch Kompression der A. axillaris bedeutsam.

D: Halsrippen-Syndrom
E: *Thoracic rib syndrome*

Synonyme: Syndrom der ersten Rippe
Naffziger-Syndrom
Adson-Syndrom
Erweitertes Skalenus-Syndrom
Cooper-Syndrom
Coote-Syndrom
Coote-Hunauld-Syndrom

Kompressionssyndrom durch Fehlbildung der ersten Rippe, Ausbildung einer Halsrippe und/oder anderer anatomischer Varietäten des Plexus brachialis und muskuloskeletaler Elemente (Wirbel, Rippen, Bänder und Muskeln) mit klinisch-neurologischen Störungen, meist entsprechend der Läsion des medialen Fasciculus brachialis.

D: Skalenus-Syndrom
E: *Scalenus syndrome*

Synonyme: Kompression in der Skalenuslücke
Kompression im Skalenusdreieck
Kompression in der Skalenuslücke bei
Fehlinsertion des M. scalenus

Kompressionssyndrom, bei dem der mediale Fasciculus brachialis beeinträchtigt wird und Zirkulationsstörungen der A. subclavia durch eine anatomische Enge der hinteren Skalenuslücke, durch Fehlinsertion der Muskulatur und/oder durch Auftreten einer Halsrippe verursacht werden. Klinisch gekennzeichnet durch Ausfall der Ulnarabduktion der Hand, Atrophie der Mm. interossei, Fehlen oder Schwäche der Daumenopposition sowie beeinträchtigte Fingerbeugung und Pronation.

D: Kostoklavikular-Syndrom
E: *Costoclavicular syndrome*

Synonyme: Kostobrachial-Syndrom
Kompression im Kostoklavikularspalt
Kostoklavikuläres Kompressionssyndrom
Falconer-Wedell-Syndrom

Kompression des Plexus brachialis und der A. subclavia und V. axillaris zwischen Klavikula und erster Rippe bzw. zusätzlicher Halsrippe infolge Rückwärts-Abwärtsverschiebung des Schultergürtels. Auftreten besonders bei asthenischer Konstitution. Die Beschwerden sind denen des → Skalenus-Syndroms sehr ähnlich.

D: Hyperabduktionssyndrom
E: *Hyperabduction syndrome*

Synonyme: Hyperabduktionssyndrom Wright
Korakopektoralis-Syndrom
Kompression im Korakopektoralraum
Subkorakoid-pectoralis-minor-Syndrom
Pectoralis-minor-Syndrom
Hyperelevationssyndrom
Wright-Syndrom

Kompression des Plexus brachialis und Verschluß der A. und V. subclavia im Bereich der oberen Extremitäten bei Hyperabduktion der Arme. Klinisch gekennzeichnet durch Parästhesien, Einschlafen der Hände und Raynaud-Phänomen der Finger.

D: Nervus-phrenicus-Läsion
E: *Lesion of n. phrenicus*

Synonym: Kofferath-Syndrom (Sonderform)

Läsion des N. phrenicus (C3 bis C4) im Bereich der Wurzeln (siehe auch C3-Wurzel-Läsion), des Plexus oder peripher mit nachfolgender Zwerchfellparese und Behinderung der Atemfunktion. Bei Luxationsfraktur der Halswirbelsäule oft doppelseitiges Vorkommen. Häufig verursacht durch Druckläsionen bei C3 und C4, durch Verletzungen am Hals bei ärztlichen Eingriffen und durch mediastinale Prozesse.

D: Kofferath-Syndrom
E: *Kofferath's syndrome*

Synonyme: Geburtstraumatische N. phrenicus-Verletzung
Geburtstraumatische Phrenicus-Lähmung
Geburtstraumatische einseitige Zwerchfell-Paralyse
Geburtstraumatische Diaphragma-Paralyse
Einseitige Diaphragmaparalyse nach Zangengeburt

Schlaffe einseitige Zwerchfellähmung, familiär oder geburtstraumatisch bedingt, dann in der Regel verbunden mit Läsionen auch anderer Teile des Plexus brachialis.

D: Nervus-dorsalis-scapulae-Läsion
E: *Lesion of n. dorsalis scapulae*

Läsion des N. dorsalis scapulae (C3 bis C5). Die isolierte Verletzung führt zum Ausfall des M. levator scapulae und der Mm. rhomboidei und ist klinisch an einer leichten Fehlstellung des Schulterblatts und einer Behinderung des Patienten beim Führen der gestreckten Arme hinter den Rücken besonders in Bauchlage erkennbar.

Bei Plexus-Läsion mit Beteiligung des N. dorsalis scapulae liegt eine proximale Schädigung des oberen Plexus vor.

D: Nervus-suprascapularis-Läsion
E: *Lesion of n. suprascapularis*

Synonym: Incisura-scapulae-Syndrom (Sonderform)

Läsion des N. suprascapularis (C4 bis C6) mit Ausfall der Mm. supra- und infraspinatus. Klinisch meist ohne wesentliche Funktionseinschränkung, jedoch gekennzeichnet durch Schwäche beim Armheben und bei der Außenrotation im Schultergelenk mit Pronationsstellung des herabhängenden Arms und Verlust der extremen Außenrotation.

Eine Sonderform stellt das Incisura-scapulae-Syndrom dar, das durch eine anatomische Anomalie bedingt ist. Es wird hervorgerufen durch sportliche Übung und berufliche Beanspruchung bei häufig wiederholtem Zug der Schulter nach vorne, kann aber auch ohne äußere Anlässe auftreten.

D: Nervus-subscapularis-Läsion
E: *Lesion of n. subscapularis*

Läsion des N. subscapularis (C5 bis C6). Meist nur Mitbeteiligung bei Plexusverletzungen. Klinisch Behinderung der Innenrotation im Schultergelenk durch Parese der Mm. subscapularis und teres major.

D: Nervus-thoracicus-longus-Läsion
E: Lesion of n. thoracicus longus

Läsion des N.thoracicus longus (C5 bis C7) mit Funktionsausfall des M.serratus anterior. Klinisch erkennbar durch die Unfähigkeit, den Oberarm zu heben, und durch veränderte Stellung des Schulterblatts in Ruhe oder Aktion (Scapula alata).

D: Nervus-thoracodorsalis-Läsion
E: Lesion of n. thoracodorsalis

Läsion des N.thoracodorsalis (C6 bis C8) mit Funktionsausfall des M.latissimus dorsi. Der Patient kann in Bauchlage den gestreckten, innenrotierten Arm nicht mehr bis zur Berührung der beiden Handflächen nach hinten und medial anheben. Die Funktion des kraftvollen Heranziehens mit dem ausgestreckten Arm ist gestört. Außerdem erkennbar am fehlenden Relief der hinteren Axillarlinie.

D: Nervus-pectoralis-Läsion
E: *Lesion of n. pectoralis*

Läsion der Nn. pectorales medialis et lateralis (C5 bis Th1); bei schwerer Plexusschädigung stets Mitbeteiligung. Klinisch Funktionsausfall der Mm. pectoralis major et minor mit Atrophie der entsprechenden Brustpartie. Behinderung der Adduktion des Armes.

D: Nervus-axillaris-Läsion
E: *Lesion of n. axillaris*

Läsion des N. axillaris (C5 bis C6) mit Funktionsausfall der Mm. deltoideus und teres minor und - inkonstant - Sensibilitätsstörung an der Außenseite des Oberarms über dem mittleren Anteil des M. deltoideus. Klinisch gekennzeichnet durch kantig hervortretende Schulter mit Abzeichnung von Akromion und Humeruskopf, der oft in Subluxation steht. Der Arm kann nicht nach vorne und zur Seite gehoben werden; das Heben nach hinten und die Außenrotation sind erschwert. Oft kombiniert mit → oberer N. radialis-Läsion.

D: Nervus-musculocutaneus-Läsion
E: *Lesion of n. musculocutaneus*

Läsion des N. musculocutaneus (C5 bis C6) mit Funktionsausfall des M. biceps brachii, bei hohem Sitz auch der Mm. coracobrachialis und brachialis. Durch den sensiblen Endast des N. cutaneus antebrachii lateralis kommt es zu Sensibilitätsstörungen über der radialen (Beuge-)Seite des Unterarms bis zur Basis des Thenar. Außerdem Ausfall des Bizeps-Sehnen-Reflexes. Bei oberer Plexusschädigung meist Beteiligung des Nerven. Klinisch gekennzeichnet durch Einschränkung der Beugung im Ellenbogengelenk und der Supination des Unterarms.

D: Nervus-radialis-Läsion
E: *Lesion of n. radialis*

Synonyme: Radialis-Spätlähmung (Sonderform)
Narkose-Lähmung (Sonderform)
Schlaf-Lähmung (Sonderform)
Parkbank-Lähmung (Sonderform)

Läsion des N. radialis (C5 bis Th1) durch Oberarmfraktur und deren operative Versorgung, Zerrung, Quetschung, Druck (beim Schlaf, durch falsche Lagerung während der Narkose oder durch Alkohol-Intoxikation: Schlaf-, Narkose- oder Parkbank-Lähmung), seltener Zerreißung, Luxation des Radiusköpfchens und Kallusbildung (siehe auch N. radialis-Spätlähmung). Nach der Höhe der Läsion werden unterschieden die →obere, →mittlere und →untere N. radialis-Läsion. Leitsymptom ist die Fallhand durch Ausfall der Handstreckmuskulatur am Unterarm.

D: Obere Nervus-radialis-Läsion
E: *Upper lesion of n. radialis*

Synonyme: N. radialis-Läsion in der Axilla
Krücken-Lähmung (historisch)

Läsion des N. radialis im Bereich der Achselhöhle; häufig kombiniert mit Verletzung des N. axillaris. Zu den Ausfällen der →mittleren und →unteren N. radialis-Läsion tritt die Parese des M. triceps brachii hinzu. Klinisch gekennzeichnet durch Schwäche bei der Unterarmstreckung.

D: Mittlere Nervus-radialis-Läsion
E: *Middle lesion of n. radialis*

Synonyme: Parkbank-Lähmung
Bartheken-Lähmung
Tiergarten-Lähmung (historisch)

Läsion des N. radialis im distalen Oberarmbereich sowie im Bereich des Ellenbogengelenks mit geringen zusätzlichen sensiblen Ausfällen zu denen der →unteren N. radialis-Läsion aber Funktionsausfall der Mm. brachioradialis und supinator und der Mm. extensores carpi radialis longus et brevis. Gekennzeichnet durch Fallhand und Supinationsstörung.

D: Untere Nervus-radialis-Läsion
E: Lower lesion of n. radialis

Läsion im proximalen Unterarmdrittel mit Funktionsausfall der Mm. extensores pollicis longus et brevis, der Mm. abductor pollicis longus, extensor indicis, extensor digitorum und extensor carpi ulnaris. Klinisch gekennzeichnet durch Ausfall der Dorsalflexion der Hand, der Streckung von Fingern und Daumen sowie der Abduktion des Daumens im Grundgelenk.

D: Nervus-radialis-Spätlähmung
E: Delayed lesion of n. radialis

Durch Kallusbildung des Humerus oder des proximalen Radius hervorgerufene Spätschädigung des N. radialis mit motorischen und sensiblen Ausfällen je nach Sitz der Schädigung. (Siehe auch mittlere und untere N. radialis-Läsion.)

D: Supinatorkanalsyndrom
E: *Supinator syndrome*

Synonym: Supinatorlogen-Syndrom

Läsion des R. profundus des N. radialis im Bereich des Durchtritts durch den M. supinator (Supinatorloge) mit der Folge des Ausfalls aller Hand- und Fingerstreckmuskeln bis auf die Mm. extensor carpi radialis longus et brevis. Keine Sensibilitätsausfälle.

D: Spätlähmung des Ramus profundus N. radialis
E: *Delayed lesion of ramus profundus n. radialis*

Läsion des R. profundus des N. radialis Jahre nach Unterarmfraktur mit rein motorischem Ausfall wie bei → unterer N. radialis-Läsion.

D: Läsion des Ramus superficialis N. radialis
E: Lesion of ramus superficialis n. radialis

Synonyme: Arrestanten-Lähmung
Fesselungs-Lähmung

Isolierte Läsion des sensiblen R. superficialis des N. radialis an der radialen Kante des distalen Unterarms. Klinisch treten Parästhesien und Schmerzen im radialen Bereich des Handrückens auf.

D: Druckparese des Nervus digitalis dorsalis I
E: Paralysis of n. digitalis dorsalis I due to compression

Synonyme: Cheiralgia paraesthetica
Chiralgia paraesthetica

Schmerzhafte Sensibilitätsstörungen an der radialen Seite des Daumenendgliedes. Ursache ist eine Druckläsion des sensiblen N. digitalis dorsalis I an der radialen Daumenseite (z. B. durch den Druck des Daumengriffringes einer Schere).

D: Nervus-medianus-Läsion
E: *Lesion of n. medianus*

Häufige Schädigung des N. medianus (C5 bis Th1) durch stumpfe oder scharfe Gewalt mit unterschiedlichen motorischen, sensiblen und autonomen Ausfällen je nach Höhe der Verletzung. Es werden eine →obere, →mittlere und →untere N. medianus-Läsion unterschieden.

D: Obere Nervus-medianus-Läsion
E: *Upper lesion of n. medianus*

Synonym: N. medianus-Läsion im Ellenbogengelenk

Seltene Schädigung des N. medianus am Oberarm oder im Bereich des Ellenbogengelenks mit Funktionsausfall der Mm. pronator teres, flexor carpi radialis, flexor digitorum superficialis, des medialen Anteils des M. flexor digitorum profundus und der Mm. flexor pollicis longus und palmaris longus sowie der Mm. pronator quadratus und abductor pollicis brevis. Klinisch kennzeichnend sind neben den Ausfällen der →unteren und →mittleren N. medianus-Läsion der behinderte Faustschluß: Daumen und Zeigefinger bleiben gestreckt, nur Finger IV und V sind geschlossen; Leitsymptom „Schwurhand".

D: Mittlere Nervus-medianus-Läsion
E: *Middle lesion of n. medianus*

Läsion des N. medianus in der Mitte des Unterarms mit Ausfall des M. pronator quadratus und der Muskeln, die bei der →unteren N. medianus-Läsion beschrieben werden. Klinisch gekennzeichnet durch Störung der Pronation.

D: Untere Nervus-medianus-Läsion
E: *Lower lesion of n. medianus*

Synonym: Fesselungs-Lähmung

Läsion des N. medianus im distalen Drittel des Unterarms oder am Handgelenk. Ursache meist Schnittverletzung an der Volarseite oberhalb des Handgelenks oder Radiusfraktur mit der Folge von Funktionsausfall des M. opponens pollicis, des M. abductor pollicis brevis, des oberflächlichen Kopfes des M. flexor pollicis brevis sowie der Mm. lumbricales I und II sowie Sensibilitätsstörungen (Hypo- und Anästhesie) der radialen Handfläche und der Innen- sowie Rückseite des 1. bis 3. Fingers und der radialen Hälfte des 4. Fingers. Dazu können vegetativ-trophische Störungen auftreten. Klinisch gekennzeichnet durch Thenaratrophie, Störung der Oppositions- und Abduktionsbewegung des Daumens.

D: Nervus-interosseus-anterior-Läsion
E: *Lesion of n. interosseus anterior*

Synonym: Kiloh-Nevin-Syndrom

Läsion des rein motorischen N. interosseus antebrachii anterior, der die Mm. flexor pollicis longus, profundus indicis sowie pronator quadratus versorgt. Klinisch isolierte Lähmung der langen Beuger von Daumen und/oder Zeigefinger. Initial oft Schmerzen im Unterarm mit häufig unklarer Ursache. Verletzungen bei Unterarmfraktur kommen vor. Elektromyographisch läßt sich der Ausfall des M. pronator quadratus am leichtesten nachweisen.

D: Karpaltunnelsyndrom
E: *Carpal tunnel syndrome*

Synonyme: Karpalkanal-Syndrom
Abduktor-Opponens-Atrophie

Häufigste Form der Schädigung des N. medianus, verursacht durch chronische Kompression beim Unterqueren des Retinaculum flexorum (Karpalkanal). Tritt selten schon bei Kindern, meist erst ab 4. Dezennium in der Arbeitshand ohne äußere Einwirkung vorwiegend bei Frauen auf. Klinisch Sensibilitätsstörung der Medianus-versorgten Handfläche und der Finger. Beschwerden oft unter dem Bild der → Brachialgia paraesthetica nocturna. Später, unter Umständen erst nach Jahren, Muskelatrophien des Thenar (Mm. abductor et opponens pollicis). Bei manchen Patienten können die sensiblen Ausfälle, bei anderen die Paresen im Vordergrund stehen.

Die distale Latenzzeit der Nervenleitung im N. medianus ist oft vermindert.

D: Brachialgia paraesthetica nocturna
E: *Brachial paraesthesia during sleep*

Synonyme: Idiopathische Akroparästhesie
Dysästhesie der Arme
Brachialgia statica paraesthetica Wartenberg
Neuralgia paraesthetica Wartenberg
Wartenberg-Syndrom I

Nächtliches Auftreten von Schmerzen und Mißempfindungen in Arm und Hand meist im 4. Dezennium beginnend unter Bevorzugung des weiblichen Geschlechts. Anfangs bleibt die Brachialgie auf die vom N. medianus versorgten Anteile von Unterarm und Hand beschränkt, später Übergreifen auf den gesamten Arm, eventuell dann beidseitige Manifestation und jahrelanger intermittierender Verlauf mit Schmerzattacken auch während des Tages.
    In den meisten Fällen auf ein → Karpaltunnelsyndrom zurückzuführen.

D: Nervus-ulnaris-Läsion
E: *Lesion of n. ulnaris*

Läsion des N. ulnaris (C8 bis Th1); häufigste Läsion eines peripheren Nerven. Läsionen in der Axilla, besonders aber im Sulcus N. ulnaris, im Bereich des Ellenbogengelenks und an der Hand kommen vor. Entsprechend lassen sich ein distaler, ein medialer und ein proximaler Verletzungstyp unterscheiden. Unabhängig vom Sitz der Läsion ist die Beugung des 4. und 5. Fingers in den distalen Gelenken bezeichnend („Krallenhand").

D: Obere Nervus-ulnaris-Läsion
E: *Upper lesion of n. ulnaris*

Läsion des N. ulnaris in der Axilla und am Oberarm mit Funktionsausfall besonders des M. flexor carpi ulnaris und der Mm. flexor digitorum profundus III - IV sowie der kleinen Handmuskeln. Bei Verletzung in der Axilla können auch andere Nerven, besonders der N. medianus mitbetroffen sein. Klinisch charakterisiert durch Störung der Volarflexion und Ulnarabduktion im Handgelenk und durch Beugen der 4. und 5. Finger im Endgelenk („Krallenhand"). Sensibilitätsstörung im ulnaren Bereich des Handrückens und der Handfläche sowie der ulnaren Seite des 4. und des ganzen 5. Fingers.

D: Mittlere Nervus-ulnaris-Läsion
E: Middle lesion of n. ulnaris

Synonyme: Sulcus-ulnaris-Syndrom (Teilform)
Sulcus-Syndrom (Teilform)
Ulnaris-Druckparese beim Bettlägerigen (Teilform)

Läsion des N. ulnaris im Bereich des Ellenbogengelenks (Sulcus N. ulnaris) mit Funktionsausfall der Mm. palmaris brevis, abductor digiti minimi, opponens digiti minimi, flexor digiti minimi brevis, lumbricales III – IV, interossei, adductor pollicis und flexor pollicis brevis (Caput profundum). Hypo- und Anästhesie des ulnaren Handrückens und der ulnaren Handfläche sowie der ulnaren Seite des 4. und 5. Fingers. Klinisch gekennzeichnet durch Atrophie der interphalangealen Zwischenräume und des Hypothenar sowie Hyperextension des Daumens im Grundgelenk und „Krallen"-Stellung der beiden ulnaren Finger. Funktionell findet sich Schwäche oder Ausfall der Abduktion und Opposition des Kleinfingers, der Flexion im Kleinfinger- und Daumengrundgelenk, der Adduktion des Daumens, der Beugung im Grundgelenk und der Streckung in den Interphalangealgelenken der Finger IV und V sowie des Spreizens der Finger gegen Widerstand.

Anmerkung: Eine häufige Anomalie ist die Luxierbarkeit des N. ulnaris im Sulcus N. ulnaris. Oft symptomlos. Bei wiederholter Mikrotraumatisierung kann es zu Schädigungen kommen (Sulcus-ulnaris-Syndrom).

D: Untere Nervus-ulnaris-Läsion
E: *Lower lesion of n. ulnaris*

Synonyme: Radfahrer-Lähmung
Fesselungs-Lähmung
„Ulnartunnel"-Syndrom
Syndrom der Guyon'schen Loge

Läsion des N. ulnaris im Bereich des Handgelenks. Verursacht durch Verletzungen, bestimmte professionelle Druckbelastungen (Arbeiten mit einem Beitel, langes Radfahren) und Engpass-Syndrom in der Guyon'schen Loge. Klinisch formenreich, da sich der N. ulnaris im proximalen Bereich aufzweigt: Die sensiblen Äste verlassen den Nervenstamm meist als erste, dann zweigen die motorischen Äste zum Hypothenar ab, zuletzt zieht der Ramus profundus isoliert zum M. adductor pollicis. Isolierte Lähmungen des oben genannten Muskels wie auch Lähmungen aller kleinen Handmuskeln mit Ausnahme der Muskeln des Daumenballens sowie isolierte Sensibilitätsstörungen können auftreten.

D: Nervus-ulnaris-Spätlähmung
E: Tardy ulnar nerve palsy

Nach mehrjährigem freien Intervall schleichend beginnende Störung im Ulnarisinnervationsgebiet, verursacht hauptsächlich durch posttraumatische Arthrose, durch übermäßige Kallusbildung oder durch Fehlstellung im Ellenbogengelenk sowie durch Narbenstränge. Klinisches Bild wie bei der →mittleren N. ulnaris-Läsion.
Auch vom N. ulnaris im Bereich der Hand gehen gelegentlich Ulnaris-Spätlähmungen aus. Eine Sonderform der mittleren N. ulnaris-Läsion stellt die Luxation des N. ulnaris dar.

D: Kombinierte N. medianus-N. ulnaris-Läsion
E: Combined lesion of n. medianus and n. ulnaris

Synonym: Paralysie des amants

Kombinierte Läsion an der Innenseite des Oberarms (Drucklähmungen), am Unterarm und an der Hand (Schnittverletzungen) mit Verletzung sowohl des N. medianus als auch des N. ulnaris und entsprechenden Ausfallserscheinung mit vielgestaltigen Lähmungsbildern und Funktionsstörungen an Unterarm und Hand. Die Hand steht dorsalflektiert, ulnarabduziert und supiniert. Abgeflachter Handteller (Platthand) infolge Atrophie der Thenar-, Hypothenar- und Binnenhandmuskulatur. Daumen liegt flach, Finger stehen in Krallenstellung. Ausgedehnte Sensibilitätsstörungen an Unterarm und Hand.

D: Interkostalnerven-Läsion
E: Lesion of intercostal nerves

Synonyme: N. intercostalis-Läsion
Läsion der Nn. intercostales
Läsion thorakaler Nerven
Rumpfnerven-Läsion

Läsion des N. intercostalis selten durch direktes Trauma (z. B. Thoraxoperation), häufiger durch Druck (überschießende Kallusbildung der Rippen, in Fehlstellung verheilte Rippenfraktur u. a.) oder Herpes zoster sowie durch infiltrativ wachsende Tumoren hervorgerufenes Krankheitsbild, verbunden mit gürtelförmig in die Thoraxwand ausstrahlendem Schmerz. Siehe auch thorakaler Bandscheibenvorfall, thorakale Wurzelläsion und Interkostal-Neuralgie.

D: Beinplexus-Läsion
E: Lesion of lumbosacral plexus

Synonyme: Läsion des Plexus lumbosacralis
Geburtslähmung des Plexus lumbosacralis (Sonderform)

Läsion des Plexus lumbosacralis (Th12 bis S4) durch stumpfe (Beckenfraktur, Kontusion, Druck, Schwangerschaft, Geburt) oder sehr selten durch scharfe Gewalt (z. B. Schuß, Stich), jedoch häufiger durch Tumorinvasion, entzündliche Prozesse, Stoffwechselleiden (Diabetes mellitus) sowie durch Psoasblutungen während Marcumar-Therapie und durch Bestrahlung. Je nach Sitz und Ausmaß der Schädigung entstehen typische Lähmungsbilder, die nach ihren peripheren Störungen charakterisiert werden können.

D: Beinplexus-Läsion durch Druck
E: *Lesion of lumbosacral plexus due to compression*

Synonyme: Beinplexus-Druckläsion
Entbindungslähmung (Sonderform)

Direkte Schädigung des oberen Anteils des Plexus lumbosacralis durch Psoasblutungen oder durch Tumoren des Uterus oder der Adnexe. Auch während der Schwangerschaft, besonders aber während der Austreibungsphase der Geburt oder bei Verwendung der Zange kann es zu beidseitigen Schädigungen kommen.
    Häufig entsteht das Bild einer → N. peronaeus-Läsion. Die Nn. obturatorius und glutaeus superior können mitbetroffen sein.

D: Nervus-pudendus-Läsion
E: *Lesion of n. pudendus*

Synonym: Pudendus-Neuralgie (Teilform)

Läsion des N. pudendus (S1 bis S4) und anderer Äste aus dem unteren Plexus sacralis durch stumpfe (z. B. Trauma, Druck, Frakturen des kleinen Beckens, Tumorwachstum im kleinen Becken) oder selten scharfe Gewalt (z. B. iatrogen). Klinisch treten bei beidseitiger Läsion Störungen der Schließmuskelfunktion und der Potentia coeundi sowie sensible Ausfälle im Bereich des Perineums, Skrotums bzw. der Labia majora, von Blase und Rektum auf. Eine schleichend sich entwickelnde N. pudendus-Läsion manifestiert sich als quälende sogenannte Pudendus-Neuralgie.

D: Nervus-iliohypogastricus-Läsion
E: *Lesion of n. iliohypogastricus*

Läsion des N. iliohypogastricus (Th12 bis L1) meist durch Tumoreinwirkung oder iatrogen verursacht mit leichter Schwäche des M. transversus abdominis und des M. obliquus internus abdominis und sensiblen Ausfällen über der Außenseite des Beckens. Spontan können Läsionen des N. iliohypogastricus als Engpaß-Syndrom beim Durchtritt durch die Faszien unmittelbar oberhalb vom Darmbeinkamm auftreten. Das Auftreten der Läsionen wird durch enge Hosen begünstigt.

D: Nervus-ilioinguinalis-Läsion
E: *Lesion of n. ilioinguinalis*

Synonym: Ilioinguinalis-Syndrom (Teilform)

Läsion des N. ilioinguinalis (L1) meist iatrogen mit Schwäche der Mm. obliquus externus und internus abdominis und sensiblen Ausfällen in der Symphysengegend, an der Peniswurzel, den oberen Abschnitten des Skrotums bzw. der Labia majora und an der anschließenden Oberschenkelinnenseite.

Nach Herniotomie kann sich als Spätfolge ein Schmerzsyndrom aufgrund der Narbenbildung und der damit erfolgenden Beeinträchtigung des N. ilioinguinalis ausbilden (Ilioinguinalis-Syndrom). Spontan können Läsionen des N. ilioinguinalis als Engpaß-Syndrom beim Durchtritt durch die Faszien unmittelbar oberhalb vom Darmbeinkamm auftreten. Das Auftreten der Läsionen wird durch enge Hosen begünstigt.

D: Nervus-genitofemoralis-Läsion
E: *Lesion of n. genitofemoralis*

Synonym: Spermaticus-Neuralgie (Teilform)

Läsion des N. genitofemoralis (L1 und L2) meist iatrogen während einer Herniotomie. Spontan können Läsionen des N. genitofemoralis als Engpaß-Syndrom beim Durchtritt durch die Faszien unmittelbar oberhalb vom Darmbeinkamm auftreten. Klinisch gekennzeichnet durch sensible Ausfälle unterhalb des Leistenbandes, im Bereich des Skrotums oder der Labia majora. Der Kremaster-Reflex fehlt. Es kann sich ein Schmerzsyndrom (Spermatikus-Neuralgie) ausbilden. Das Auftreten der Läsionen wird durch enge Hosen begünstigt.

D: Nervus-pelvicus-Läsion
E: *Lesion of n. pelvicus*

Präganglionäre Läsion sakraler Parasympathikusefferenzen während ihres Verlaufs in den Nn. pelvici. Bei beidseitiger Läsion resultieren Schwäche und Atonie des Detrusor vesicae (M. pubovesicalis), gestörter Miktionsreflex und Impotentia coeundi (durch Läsion der R. erigentes n. pelvici). In den Nn. pelvici verlaufende afferente Fasern stammen mehrheitlich von Druck- und Dehnungsrezeptoren der Blase.

D: Periarthropathia coxae
E: *Periarthritis coxae*

Synonyme: Periarthrosis coxae
Periarthritis coxae

Oberbegriff für Beschwerden und schmerzhafte Bewegungseinschränkung im Hüftgelenksbereich (z. b. bei langdauernden schweren Lähmungen oder Tetanus), die auf Veränderungen an Sehnen, Muskeln und Bändern sowie Kapselansatzstellen um das Hüftgelenk zu beziehen sind, vor allem, wenn sie mit Kalkablagerungen (z. B. in der Bursa trochanterica) einhergehen.

D: Nervus-cutaneus-femoris-lateralis-Läsion
E: *Lesion of n. cutaneus femoris lateralis*

Synonyme: Neuritis N. cutanei femoris lateralis
Meralgia paraesthetica
Korsett-Neuralgie
Roth-Bernhardt-Syndrom
Bernhardt-Krankheit
Bernhardt-Lähmung

Isolierte Schädigung des sensiblen N. cutaneus femoris lateralis (L2 und L3), oft ungeklärter Herkunft, häufig durch Tragen zu enger Hosen, aber auch bei Gravidität, Fettleibigkeit, retroperitonealen Prozessen oder als Komplikation nach ärztlichen Eingriffen, z. B. am Hüftgelenk und Beckenkamm. Klinisch charakterisiert durch Sensibilitätsstörungen im Bereich der Haut der distalen Vorder- und Außenseite des Oberschenkels mit unangenehmen, oft brennenden Mißempfindungen.

D: Nervus-femoralis-Läsion
E: Lesion of femoral nerve

Läsion des N. femoralis (L1 bis L4) durch stumpfe oder scharfe Gewalt, durch Tumorbefall, Hämatom oder iatrogen (Herniotomie, Totalendoprothese) mit Funktionsausfall der Unterschenkelstrecker und Sensibilitätsstörungen im Gebiet des N. saphenus (innerer vorderer Quadrant am Unterschenkel) sowie Störung des Patellarsehnenreflexes. Klinisch werden die seltene proximale und die distale Verletzung unterschieden.

D: Obere Nervus-femoralis-Läsion
E: Upper lesion of femoral nerve

Seltene intrapelvine Schädigung des N. femoralis durch Tumorbefall, iatrogen bei Operationen im kleinen Becken, auch gelegentlich Irritationen bei Appendizitis mit Funktionsausfall der Mm. quadriceps femoris, sartorius und pectineus, teilweise betroffenem M. iliopsoas sowie Sensibilitätsstörungen im Gebiet des N. saphenus (innerer vorderer Quadrant am Unterschenkel). Klinisch gekennzeichnet durch Schwäche beim Beugen des Beines in der Hüfte mit Behinderung beim Gehen und Treppensteigen sowie Einschränkung der Außenrotation.

D: Untere Nervus-femoralis-Läsion
E: Lower lesion of femoral nerve

Läsion des N. femoralis mit Funktionsstörungen der Mm. quadriceps femoris, sartorius und pectineus und Sensibilitätsausfällen auf der Streckseite des Oberschenkels, im medialen Hautbereich des Unterschenkels und der Fußwurzel. Klinisch gekennzeichnet durch Verlust der Streckfunktion im Kniegelenk mit starker Behinderung beim Gehen zur ebenen Erde und Unfähigkeit, mit dem betroffenen Bein Treppen zu steigen.

D: Nervus-cutaneus-femoris-posterior-Läsion
E: Lesion of n. cutaneus femoris posterior

Läsion des sensiblen N. cutaneus femoris posterior (S1 bis S3) mit sensiblen Ausfällen der Haut im Bereich des Gesäßes, des Perineums, Skrotums bzw. der Labia majora, der medialen Oberschenkelseite und der gesamten Beugeseite des Oberschenkels bis zur Kniekehle. (Siehe auch N. cutaneus-femoris-lateralis-Läsion.)

D: Neuropathia patellae
E: Lesion of r. infrapatellaris of femoral nerve

Synonyme: R. infrapatellaris-N. femoralis-Läsion
Gonyalgia paraesthetica

Schmerzsyndrom mit Beschwerden medial und distal von der Kniescheibe, verursacht durch chronische Kompression des R. infrapatellaris N. femoralis beim Durchtritt durch die Fascia cruris unterhalb des medialen Condylus femoris oder iatrogen als Folge von Meniskusoperationen.

D: Nervus-saphenus-Läsion
E: Lesion of n. saphenus

Synonym: Saphenus-Neuropathie

Läsion des rein sensiblen N. saphenus. Klinisch gekennzeichnet durch Sensibilitätsausfall am Unterschenkel anteromedial und am inneren Fußrand.

D: Nervus-obturatorius-Läsion
E: *Lesion of n. obturatorius*

Synonyme: Obturatorius-Neuralgie (Teilform)
Howship-Romberg-Syndrom (Teilform)

Läsion des N. obturatorius (L2 bis L4) mit Funktionsstörungen der Adduktorengruppe am Oberschenkel, Sensibilitätsstörungen auf der Oberschenkelinnenseite und Ausfall des Adduktorenreflexes. Klinisch gekennzeichnet durch Schwäche oder Unvermögen, das abduzierte kranke an das gesunde Bein heranzuführen. Reizung des Nerven im Bereich des Foramen obturatorium kann zu Schmerzen an der Knieinnenseite führen (Obturatorius-Neuralgie oder Howship-Romberg-Phänomen).

D: Nervus-glutaeus-superior-Läsion
E: *Lesion of n. glutaeus superior*

Läsion des N. glutaeus superior (L4 bis S1) mit Lähmungen der Mm. glutaei medius et minimus und des M. tensor fasciae latae. Häufigste Ursache ist die →Spritzenlähmung. Klinisch gekennzeichnet durch Ausfall der Oberschenkelabduktion sowie der Innenrotation im Hüftgelenk. Es besteht Instabilität des Beckens beim Gehen (schwere Gangbehinderung, Watschelgang, Trendelenburg-Zeichen, Duchenne-Zeichen).

D: Nervus-glutaeus-inferior-Läsion
E: *Lesion of n. glutaeus inferior*

Läsion des N. glutaeus inferior (L5 bis S2) mit Lähmung des M. glutaeus maximus. Die Infraglutäalfalte der paretischen Seite steht tiefer. Klinisch gekennzeichnet durch starke Behinderung der Streckung und Dorsalflektion im Hüftgelenk; damit ist das Treppensteigen und das Aufstehen aus dem Sitzen erschwert.

D: Nervus-ischiadicus-Läsion
E: *Lesion of sciatic nerve*

Läsion des N. ischiadicus durch stumpfe (Beckenfraktur, Fraktur und Luxation des Femur, indirektes Trauma und iatrogen) oder scharfe Gewalt (z. B. Schuß) und durch intraglutäale Injektion (→ Spritzenlähmung). Motorisch sind alle Oberschenkelbeuger sowie alle Unterschenkel- und Fußmuskeln betroffen. Die Sensibilität ist im Bereich der Fußsohle und an der Außenseite des Unterschenkels sowie der Rückseite des Oberschenkels gestört. Alle übrigen Anteile des Oberschenkels wie auch das Saphenusgebiet bleiben intakt. Vegetativ-trophische Störungen sind meist vorhanden. Je nach Höhe der Läsion kommt es zu verschiedenen Lähmungstypen. Die beiden Endäste der Nn. tibialis und peronaeus communis werden häufiger verletzt als der N. ischiadicus. Man unterscheidet eine → obere und eine → untere N. ischiadicus-Läsion.

Anmerkung: Bei Läsion des N. ischiadicus kann das Bild einer N. tibialis- oder auch N. peronaeus-Schädigung hervorgerufen werden, da die genannten Nerven bereits am Austritt des Nerven durch das Foramen infrapiriforme als selbständiges Bündel im Hauptnervenstamm nebeneinander vorhanden sind.

D: Obere Nervus-ischiadicus-Läsion
E: *Upper lesion of sciatic nerve*

Läsion des N. ischiadicus im Bereich des knöchernen Beckens. Klinisch gekennzeichnet durch Lähmung der Beugemuskulatur des Knies und der Muskulatur des Unterschenkels und des Fußes sowie durch Sensibilitätsstörungen am gesamten Unterschenkel mit Ausnahme eines schmalen Streifens auf der Innenseite, im Bereich des Innenknöchels und des inneren Fußrandes. Das Gehen ist stark erschwert, aber noch möglich, falls die Gesäßmuskulatur, die Kniestrecker (M. quadrizeps) und die Adduktoren nicht betroffen sind.

D: Untere Nervus-ischiadicus-Läsion
E: *Lower lesion of sciatic nerve*

Läsion des N. ischiadicus im Bereich des Oberschenkels, meist durch Fraktur des Femurs. Klinisch ergibt sich ein Ausfallsbild der kombinierten Läsion von N. peronaeus und N. tibialis. Bei Ausfall des gesamten Nerven ist die Unterschenkel- und Fußmuskulatur gelähmt; sämtliche Funktionen im oberen und unteren Fußgelenk sowie in den Zehen sind ausgefallen. Sensibilitätsstörungen finden sich am Unterschenkel dorsal und lateral, am Fußrücken, am äußeren Fußrand und auf der Fußsohle.

D: Druckparesen des Ischiadicusstammes
E: *Paralysis of sciatic nerve trunk due to compression*

Läsion des N. ischiadicus durch langes Sitzen oder Liegen auf hartem Untergrund unter dem klinischen Bild einer → N. ischiadicus-Läsion. Auch durch längeres Arbeiten im Hocken („Rübenzieher-Neuritis") kommt es zu Zerrungen des Nerven im Bereich des M. piriformis (hierbei werden familiär disponierende Faktoren diskutiert).

D: Geburtstraumatische Nervus-ischiadicus-Läsion
E: *Obstetric injury of lower extremity with lesion of n. ischiadicus*

Im Vergleich zu Geburtsverletzungen der oberen Extremität seltenere Schädigung des N. ischiadicus durch Zug. Die Verletzung wird oft nicht bemerkt, da das Kind die Extremität meist bewegt. Die Lähmungen bilden sich in der Regel innerhalb weniger Wochen zurück. Bei längerem Verlauf ist einer Spitzfußstellung der betroffenen Seite entgegenzuwirken.

D: Nervus-peronaeus-Läsion
E: *Lesion of n. peronaeus*

Synonym: N. fibularis-communis-Läsion

Läsion des N. peronaeus (L4 bis S2), meist durch Druck- oder Schnittverletzung und kniegelenknahe Frakturen oder Luxationen, besonders bei Fraktur des Fibulaköpfchens und im peripheren Verlauf durch Fraktur im Bereich des Fußgelenks. Dabei kann es zur Schädigung des N. peronaeus communis, aber auch zu getrennten Läsionen der beiden Äste – den Nn. peronaeus superficialis und profundus – mit verschiedenen Lähmungsbildern kommen. Sensibilitätsstörungen an der Außenseite des Unterschenkels und am Fußrücken. Klinisch gekennzeichnet durch Absinken der Fußspitze und des lateralen Fußrandes. Der Hackenstand ist nicht möglich. Charakteristisches Gehen im Steppergang und Hahnentritt. Fehlstellung des Fußes in Form des Pes equinovarus.

D: Nervus-peronaeus-superficialis-Läsion
E: *Lesion of n. peronaeus superficialis*

Synonym: N. fibularis-superficialis-Läsion

Läsion des N. peronaeus superficialis mit Ausfall der Mm. peronaei longus et brevis sowie sensiblen Störungen der Haut des Fußrückens. Klinisch gekennzeichnet durch Störung der Dorsalflexion im oberen und der Abduktion, Dorsalextension und Pronation im unteren Sprunggelenk (Eversion). Durch Überwiegen der Supinatoren entsteht eine Varusstellung des Fußes.

D: Nervus-peronaeus-profundus-Läsion
E: *Lesion of n. peronaeus profundus*

Synonym: N. fibularis-profundus-Läsion

Läsion des N. peronaeus profundus mit Ausfall des M. tibialis anterior, der Mm. extensores digitorum (hallucis) longus et brevis und sensiblen Ausfällen im 1. Zehenzwischenraum. Klinisch gekennzeichnet durch Störung der Dorsalflexion der Zehen, der Adduktion und Supination im oberen und unteren Sprunggelenk (Inversion). Charakteristika sind Fallfuß und Steppergang.

D: Vorderes Tarsaltunnelsyndrom
E: *Ventral tarsal tunnel syndrome*

Kompressions- und Engpaß-Syndrom, bei dem der Endast des N. peronaeus profundus in seinem Verlauf über dem Sprunggelenk unter dem Retinaculum mm. extensorum inferius geschädigt wird. Auftreten spontan oder nach Knöchelfraktur, Ödem, Hämatom oder chronischem Druck, etwa durch Schuhwerk. Gekennzeichnet durch Schmerzen am Fußrücken, Paresen der Mm. extensores digitorum breves sowie Sensibilitätsausfall über dem 1. Zehenzwischenraum.

D: Nervus-tibialis-Läsion
E: *Lesion of n. tibialis*

Läsion des N. tibialis (L4 bis S3), meist durch Fraktur der Tibia mit Funktionsausfall sämtlicher Muskeln auf der Beugeseite des Unterschenkels und des Fußes und Sensibilitätsstörungen entsprechend der Verletzungshöhe dorsolateral am Unterschenkel und am lateralen Fußrand, bei distaler Verletzung nach Abgang des N. suralis nur der Fußsohle, verbunden mit erheblichen vegetativ-trophischen Störungen im distalen Extremitätenabschnitt sowie Ausfall des Triceps-surae-Reflexes (ASR). Bei Läsionen des N. tibialis unterhalb der Mitte des Unterschenkels keine Beeinträchtigung des Triceps-surae-Reflexes, weil die entsprechenden Muskeläste den Stamm bereits im oberen Drittel des Unterschenkels verlassen. Klinisch vor allem gekennzeichnet durch Wadenatrophie und Störung der Plantarflexion. Zehenspitzenstand und -gang ist nicht möglich. Durch das Übergewicht der Fußextensoren entsteht das Bild des Hackenfußes.

D: Mediales Tarsaltunnelsyndrom
E: *Medial tarsal tunnel syndrome*

Kompressions- und Engpaß-Syndrom im Malleolenkanal der medialen Knöchelregion unter dem Retinaculum mm. flexorum, bei dem die Endäste des N. tibialis und die Nn. plantares laterales et mediales geschädigt werden. Manchmal kommt es zu beidseitigem Auftreten. Meist bei Belastung treten Schmerzen und Mißempfindungen der Fußsohle auf. Charakteristisch sind Paresen der kleinen Fußmuskeln, Krallenstellung der Zehen, Hypo- oder Anhidrose im Innervationsgebiet der Nn. plantares mediales und Sensibilitätsstörungen der Fußsohle.

D: Morton-Metatarsalgie
E: Morton's neuroma

Synonyme: Morton-Neuralgie
Plantares Neurom
Sklerosierendes Neurom
Lokale interdigitale Neuritis (obsolet)

Ätiologisch unklare, wahrscheinlich mechanisch-belastungsbedingte Schwellung des N. digitalis plantaris communis im Bereich der Metatarsalköpfchen III und IV mit permanenten oder anfallsartig auftretenden Schmerzzuständen.

Pathologisch-anatomisch Degeneration der plantaren Interdigitalnerven (Markscheiden und Axone) mit Bindegewebsproliferation und manchmal auch Bildung von Zwiebelschalenformationen („onion bulbs") und kleinen Gefäßthrombosen. Verdickung von Peri- und Epineurium. Ausbildung plantarer Neurome im Bereich der Bursae intermetatarsaliae (meist zwischen Metatarsale III und IV).

Anhang

D: Spritzenlähmung
E: *Paresis due to injection*

Synonyme: Spritzenlähmung des N. medianus (Teilform)
Spritzenlähmung des N. ischiadicus (Teilform)
Spritzenlähmung des N. glutaeus superior (Teilform)

Schädigung eines peripheren Nerven – meist des N. ischiadicus, N. glutaeus superior oder des N. medianus (in der Ellenbeuge) – durch Nebenwirkung einer Injektion von Medikamenten in Form einer mechanischen Schädigung durch die Nadelspitze, infolge neurotoxischer Wirkung des Medikaments oder mittelbarer ischämischer Nervenläsion mit Thrombose der Vasa nervorum sowie Fremdkörperreaktion. Klinisch gekennzeichnet durch unmittelbare Parese im Anschluß an die Injektion, meist ohne Schmerzen. Brennender Sofortschmerz kann jedoch vorkommen; später Kausalgien, oft mit sehr intensiven Schmerzen und Störung der Schweißreaktion.

Nur durch sofortige therapeutische Maßnahmen können eventuelle Spätschäden vermieden oder abgemildert werden!

III. POLYNEURITIDEN UND POLYNEUROPATHIEN

1. Polyneuritiden

a) Polyneuritiden bei Infektionskrankheiten

D: Herpes-simplex-Virus-Polyneuritis
E: Neuritis due to herpes simplex virus

Sehr seltene, gemischte symmetrische →Polyneuritis im Rahmen einer Herpes-simplex-Enzephalitis.

D: Varicella-Zoster-Virus-Neuritis
E: Neuritis due to varicella zoster virus

Synonyme: Zoster-Neuritis
Zoster-oticus-Neuritis (Teilform)
Zoster-ophthalmicus-Neuritis (Teilform)

Häufig sensible und/oder motorische Mono- oder ausnahmsweise Polyradikulitiden entsprechend dem Dermatom bzw. den Dermatomen der Hautläsion, auch isoliert im Hirnnervenbereich vorkommend. Gleichzeitig mit, seltener vor der Bläscheneruption in Stunden bis Tagen entstehend, dann langsame Rückbildung, gelegentlich mit Defekten.
  Bei alten Menschen oft hartnäckige Zoster-Neuralgie in den betroffenen Segmenten. Seltener →Polyneuritiden vom Typ Guillain-Barré Tage bis Wochen nach dem Beginn der Hauterscheinungen.
  Pathologisch-anatomisch Virusinfektion mit entzündlichen Infiltraten vor allem in sensiblen Ganglien und benachbarten Nervenabschnitten.

D: Polyneuritis bei AIDS
E: *Neuritis with AIDS*

Synonyme: AIDS-Polyneuritis
Polyneuritis bei erworbenem Immun-Schwäche-Syndrom
Begleitpolyneuritis bei HIV-Infektion

Beim sogenannten „Acquired Immune Deficiency Syndrome" (AIDS) sich manifestierende → Polyneuropathie entweder als distal symmetrische sensomotorische Neuropathie mit häufig schmerzhaften Parästhesien, Sensibilitätsstörungen und/oder motorischen Ausfällen, oder als chronisch-entzündliche Polyneuritiden nach Art einer progredienten → Polyradikuloneuritis oder einer → Mononeuritis multiplex oder als distale asymmetrische oder symmetrische → Polyneuritis. Isolierte oder multiple Hirnnervenausfälle kommen vor.

Pathologisch-anatomisch dementsprechend uneinheitliches Bild mit zum Teil axonaler Degeneration oder segmentaler bzw. diffuser Demyelinisation mit oder ohne entzündliche perivaskuläre Infiltrate.

D: Polyneuritis bei Lepra
E: *Neuritis with leprosy*

Synonyme: Lepra-Polyneuritis
Polyneuropathie bei Lepra
Lepra-Neuropathie
Lepra-Polyneuropathie
Lepromatöse Neuropathie

Im Rahmen der Lepra vorkommende Erkrankung der peripheren Nerven mit unterschiedlichem Erscheinungsbild entsprechend den Hauptformen der Lepra.

Bei der lepromatösen Lepra (ungünstige Immunitätslage) finden sich symmetrische Störungen an kühleren Körperpartien mit Thermanästhesie und Analgesie unabhängig vom Hautbefall. Von diesen ausgehend Befall zunächst distaler Abschnitte größerer Nerven, schließlich Übergang in eine symmetrische, distal betonte gemischte →Polyneuropathie. Bei Befall der Vasa nervorum kommt es zu →vaskulären Neuropathien. Die Muskeleigenreflexe bleiben auffällig lange erhalten. Hauptsächlich betroffen sind die distalen Äste der Nn. peroneaus und ulnaris sowie die Nn. trigeminus und facialis.

Die Nervenleitgeschwindigkeit ist im Bereich der betroffenen Areale umschrieben, oft auch diffus gemindert. Die Elektromyographie zeigt ein neurogenes Muster, bei Myositis bestehen häufig myopathische Veränderungen.

Das pathologisch-anatomische Bild ist gekennzeichnet durch Infiltrate des Epi-, Peri- und Endoneuriums vorwiegend mit bakterienhaltigen Makrophagen (Schaumzellen, Virchow-Zellen). Bakterien finden sich auch in Phagolysosomen von Schwannzellen, Endothelzellen und Perineuralzellen. Anfangs vorwiegend segmentale Entmarkung, später Bild der Wallerschen Degeneration mit spärlicher Regenerationstendenz. Durch Kollagenvermehrung tastbare Verdickung des Nerven.

Bei der tuberkuloiden Lepra (intakte Immunabwehr) sind zunächst kleine Hautnervenäste an den Streckseiten der Extremitäten, im Gesicht und am Gesäß betroffen mit dissoziierten Empfindungsstörungen, neurotrophischen Störungen (Haarverlust, Hypohidrosis) und später Hypästhesie. Die Tiefensensibilität ist so gut wie immer erhalten. Beim Befall mehrerer Haut- bzw. größerer Nervenstämme kommt es zum Bild der →Mononeuritis multiplex. Sind größere Nerven betroffen, kann es zu atrophischen Paresen kommen.

Die Nervenleitgeschwindigkeit ist in den betroffenen Arealen gemindert.

Pathologisch-anatomisch bestehen epitheloid-zellige Granulome mit Einbeziehung peripherer Nerven und lymphozytischen Infiltraten, Axonuntergang und Schwannzellnekrosen sowie distale Wallerscher Degeneration, selten Nervenabszesse. Nur spärliche Regeneration der Neurone. Vorwiegend betroffen sind die Nn. suralis, auricularis major und supraorbitalis sowie der R. superficialis N. radialis, an den Extremitäten die Nn. ulnaris und peronaeus.

Bei der interpolaren Lepra treten Mischformen der oben beschriebenen Ausfälle mit unterschiedlicher Akzentuierung auf.

D: Borrelien-Meningopolyneuritis
E: *Meningoneuritis due to Borrelia*

Synonym: Meningopolyneuritis Typ Bannwarth

Durch Zeckenstich übertragbare Borrelien-Infektion. Einige Tage bis Wochen nach dem Zeckenstich meist Erythem oder Erythema chronicum migrans, an der Stichstelle beginnend, nach Tagen bis Wochen verblassend. Meist mehrere Wochen nach dem Stich quälende Schmerzen, an der Stichstelle beginnend, oft auf andere Körperareale übergehend, nicht selten mit radikulärem Charakter. Danach ausgeprägtes Krankheitsbild. Tage bis Wochen später Entwicklung eines vorwiegend motorischen, oft proximal betonten Polyneuropathie-Syndroms, häufig vom Multiplex-Typ, teilweise mit Bezug zur Stichstelle. Besonders häufig sind N. facialis-Paresen. Regelmäßig meningeale Reaktion mit hartnäckig lymphozytärer Pleozytose und autochthone IgM-Vermehrung. Mäßige Eiweißvermehrung als Ausdruck der Schrankenstörung.

D: Neuropathie bei Akrodermatitis chronica atrophicans Herxheimer
E: *Neuropathy with chronic atrophic acrodermatitis Herxheimer*

Im Frühstadium der Hauterkrankung meist lokale sensible Störungen (Schmerz, Hyperpathie, leichte Hypästhesie). Nach langer Krankheitsdauer asymmetrische, distal betonte, ganz überwiegend sensible → Polyneuropathie geringer bis deutlicher Ausprägung.
Es handelt sich um die Folge einer Borrelien-Infektion.

Anhang

D: Neuropathie bei Parasitosen
E: *Neuropathy with parasitic diseases*

Synonyme: Parasitische Erkrankung des peripheren Nervensystems
Parasitische Infestation des peripheren Nervensystems
Parasitischer Befall des peripheren Nervensystems

Bei allen parasitischen Infektionen (z. B. bei Gardiasis, Malaria, Leishmaniosen, Toxoplasmose, Schistosomiasis, Zystizerkose, Angiostrongyliasis, Dracunculiasis, Toxocariasis, Trichinosis) können → Mononeuropathien, seltener asymmetrische oder symmetrische → Polyneuropathien vorkommen. Meist sekundärer Befall, toxisch, metabolisch, mechanisch oder immunologisch bedingt.

Direkte Invasion peripherer Nerven und endoneurale Vermehrung nur durch Trypanosomen. Hierbei Invasion von Schwannzellen und anschließend Entmarkung.

1. Polyneuritiden

b) Immunpathologische Formen

D: Akute idiopathische Polyneuritis
E: *Acute idiopathic polyneuritis*

Synonyme: Guillain-Barré-Syndrom
Polyradikuloneuritis Guillain-Barré-Strohl
Polyradikuloneuropathie Guillain-Barré
Landry-Guillain-Barré-Syndrom
Landry-Paralyse (Verlaufsform)

→ Polyneuritis mit meist symmetrischer, distaler oder proximaler Verteilung, monophasischer, akuter oder subakuter Progredienz und langsamer Rückbildung. Klinisch gekennzeichnet durch schlaffe, häufig aufsteigende Paresen (Typ Landry) und geringe Sensibilitätsstörungen. Oft Hirnnervenbeteiligung. Bei schwerem Verlauf häufig Atemmuskellähmung und autonome Störung, eventuell mit lebensbedrohlichem Charakter (Herzstillstand!). Gelegentlich verbleiben Defekte. Rezidive kommen vor.

Im Liquor Eiweißvermehrung vom Typ der Schrankenstörung (in der Regel verzögert erst nach 2-3 Wochen). Elektrodiagnostisch Anstieg distaler Latenzen, Minderung der Nervenleitgeschwindigkeit. Ätiologie unbekannt. Pathogenetisch werden zellvermittelte Immunprozesse nach häufig vorausgegangenen Infekten diskutiert.

Pathologisch-anatomisch Demyelinisierung.

D: Chronische idiopathische Polyneuritis
E: *Chronic idiopathic polyneuritis*

→ Polyneuritis mit Verteilungsmuster und Klinik wie → akute idiopathische Polyneuritis, aber selten Hirnnervenbeteiligung. Oft Muskelatrophie. Chronisch monophasischer, schubförmiger oder chronisch progredienter Verlauf.
Pathogenese unbekannt.
Im Liquor Eiweißvermehrung bis zu Extremwerten; IgG- und IgM-Vermehrung möglich. Nervenleitgeschwindigkeit stark vermindert.
Pathologisch-anatomisch Demyelinisierung, Entwicklung hypertrophischer Veränderungen.
Immunsuppressive Therapie häufig wirksam.

D: Fisher-Syndrom
E: *Fisher's syndrome*

Synonym: Miller-Fisher-Syndrom

Klinisches Syndrom mit Ophthalmoplegia externa, Ataxie und Areflexie, aber geringer oder fehlender Extremitätenbeteiligung. Gute Rückbildungstendenzen.
Liquorveränderung wie bei → akuter idiopathischer Polyneuritis.

D: Isolierte Pan-Dysautonomie
E: *Pure pandysautonomia*

Extrem seltene, akut oder subakut verlaufende Krankheit aus dem Formenkreis der →idiopathischen Polyneuritis Typ Guillain-Barré mit isoliertem Befall autonomer Neuronensysteme. Klinisch autonome Störungen mit verminderter Tränen-, Speichel- und Schweißsekretion, orthostatische Hypotonie, Funktionsstörungen von seiten des Magen-Darm-Trakts, der Blase, des Mastdarms sowie der Genitalien. Rückbildung innerhalb von Wochen bis Monaten.
Liquoreiweiß kann erhöht sein.

D: Serogenetische Polyneuritis
E: *Serogenetic polyneuritis*

Meist →Schwerpunktneuritis, häufig im Schulter-Armbereich (Lhermitte-Typ), seltener am Unterarm (Radialis-Typ) oder in anderen Körperregionen. Schmerzen und folgende motorische Symptome dominieren.
Ursächlich vorangegangene Fremdseruminjektionen (Diphtherie, Tetanus, Bluttransfusion, „Frischzellinjektion") oder Impfungen (Typhus, Paratyphus, Lyssa, Varizellen, u. a.).
Liquor-Eiweiß und Nervenleitgeschwindigkeit können vor allem bei umschriebenen Formen normal bleiben. Pathogenetisch Immunkomplexvaskulitis wahrscheinlich.

D: Akute postinfektiöse Polyneuritis, Typ Guillain-Barré
E: *Metainfective polyneuritis*

→ Polyneuritis mit allen Kennzeichen der akuten idiopathischen Form. Entstehung im Abstand von meist 2 bis 3 Wochen nach vorausgegangenem, oft unspezifischem Infekt. Besonders häufig identifizierbare Erreger: Zytomegalie-, Epstein-Barr-, Varizella-Zoster-Virus sowie Mykoplasma pneumoniae.

D: Postvakzinale Polyneuritis
E: *Neuritis after vaccination*

Die klinische Symptomatik entspricht häufiger der → serogenetischen Polyneuritis, seltener einer → akuten idiopathischen Polyneuritis Typ Guillain-Barré.
 Ursache: Fremdeiweißgabe oder Erregerinokulation im Rahmen einer Impfung.

D: Neuralgische Amyotrophie
E: *Neuralgic amyotrophy*

Synonyme: Neuralgische Amyotrophie Parsonage-Turner
Parsonage-Turner-Syndrom
Idiopathische Armplexus-Neuropathie

Asymmetrisches Polyneuropathie-Syndrom, häufig im Schulter-Arm-Bereich. Initial umschriebene Schmerzen, denen Paresen und Atrophien folgen. Oft nach einem Infekt oder vorausgegangener ungewöhnlicher körperlicher Belastung.

D: Elsberg-Syndrom
E: *Elsberg syndrome*

Synonym: Neuritis caudae equinae

Bezeichnung für eine auf die kaudalen Spinalwurzeln beschränkte → Polyradikulitis mit vorwiegend perinealem oder perianalem Schmerz, sensiblen Störungen und Paresen der sakralen Nervenwurzeln sowie frühzeitigen Sphinkterstörungen.

1. Polyneuritiden

c) Polyneuropathien bei entzündlich-granulomatösen Krankheiten

D: Neuropathie bei Sarkoidose
E: *Neuropathy with sarcoidosis*

Seltene symmetrische oder asymmetrische gemischte →Polyneuropathie an Extremitäten und Rumpf. Häufiger → Mononeuropathien im Hirnnervenbereich, einzeln oder multipel, dann oft nacheinander entstehend. Vorwiegend sind N. facialis und N. stato-acusticus betroffen, eventuell von den Meningen ausgehend. Entwicklung subakut oder schleichend. Spontane Remissionen oder Progredienz sind möglich.
 Nervenleitgeschwindigkeit und Liquor zeigen unterschiedliche Befunde.
 Die Pathogenese ist offenbar ebenfalls uneinheitlich.
 Granulomatöse Infiltrate von Nerven und Wurzeln; bei symmetrischen, distal betonten Formen sind auch metabolische oder immunologische Fernwirkungen zu erörtern.

D: Neuropathie bei Melkersson-Rosenthal-Syndrom
E: *Neuropathy with Melkersson-Rosenthal syndrome*

Gewöhnlich als Hirnnervenneuropathie (N. facialis) oder →Mononeuropathia multiplex auftretende Beteiligung des peripheren Nervensystems bei Melkersson-Rosenthal-Syndrom. Klinisch rezidivierende oder chronische, ödematös-entzündliche Schwellungen der Lippen- oder Wangenschleimhäute, des Gesichts und der Zunge (sogenannte Faltenzunge). Enzephale und meningeale Beteiligungen kommen vor.

2. Vaskulär bedingte Polyneuropathien

D: Angiopathische Neuropathie
E: *Angiopathic neuropathy*

Synonyme: Vaskuläre Neuropathie
Vaskuläre Polyneuropathie

Periphere Nervenschädigungen, hervorgerufen durch entzündliche und nichtentzündliche Gefäßerkrankungen. Beide Formen kommen schwerpunktmäßig, in späteren Stadien auch generalisiert vor.

D: Polyneuropathie bei entzündlichen Gefäßkrankheiten
E: *Neuropathy with inflammatory vascular diseases*

Synonyme: Polyneuropathie bei Vaskulitiden
Polyneuropathie bei Angiitiden
Polyneuropathie bei Kollagenosen (Teilform)
Polyneuropathie bei Periarteriitis nodosa (Teilform)
Polyneuropathie bei Hypersensitivitätsangiitis (Teilform)
Polyneuropathie bei Sjögren-Syndrom (Teilform)
Polyneuropathie bei Wegener-Granulomatose (Teilform)
Polyneuropathie bei Lupus erythematodes disseminatus (Teilform)
Polyneuropathie bei rheumatoider Arthritis (Teilform)
Polyneuropathie bei Riesenzellarteriitis (Teilform)
Polyneuropathie bei Arteriitis temporalis (Teilform)
Polyneuropathie bei Sklerodermie (Teilform)
Polyneuropathie bei Churg-Strauss-Syndrom (Teilform)

Bei Periarteriitis nodosa, Hypersensitivitätsangiitis, Sjögren-Syndrom, Wegener-Granulomatose, Lupus erythematodes disseminatus, rheumatoider Arthritis sowie Arteriitis temporalis (Riesenzellarteriitis), Sklerodermie und Churg-Strauss-Syndrom auftretende → Polyneuropathien. Klinisch anfangs meist asymmetrisches, später oft symmetrisches Verteilungsmuster. Häufig Mitbeteiligung anderer Organe.

Pathologisch-anatomisch multiple Nervenfaserläsionen (vorwiegend Typ Wallersche Degeneration) durch meist endoneurale Vaskulitiden.

D: Neuropathie durch nichtentzündliche Gefäßkrankheiten
E: *Ischaemic neuropathy*

Synonym: Ischämische Neuropathie

Durch akuten, subakuten oder chronischen Verschluß meist größerer Extremitätenarterien hervorgerufene periphere Nervenschädigung. Bei akutem Verschluß durch Thrombose oder Embolie zunächst heftige Schmerzen, später Sensibilitätsstörungen, Paresen und Reflexverlust bei Kühle der Haut, Zyanose und Pulslosigkeit im betroffenen Gliedmaßenabschnitt. Bei ausbleibender Thromb- bzw. Embolektomie Auftreten einer Gangrän. Bei subakut-chronischem Verschluß durch Arteriosklerose oder Thrombangitis obliterans typisches Beschwerdebild der „Claudicatio intermittens". Bei weiterem Fortschreiten Übergang in Ruheschmerz, begleitet von Parästhesien und Brennschmerzen. Bei Eintritt einer Gangrän Sensibilitätsstörungen, Paresen und Reflexverlust an dem betroffenen Gliedmaßenabschnitt.

Unter den vaskulär bedingten Ursachen kommen auch Mikroangiopathien, in erster Linie die diabetische Mikroangiopathie vor (siehe auch diabetische Polyneuropathie).

Pathologisch-anatomisch werden teils primäre axonale Degeneration, teils segmentale oder ausgedehntere Demyelinisierung beschrieben. Infarkte des Nerven kommen vor.

Anhang

D: Disseminierte Neuropathie nach Koma
E: *Disseminated neuropathy after coma*

Synonym: Koma-Polyneuropathie

Nicht ausschließlich durch Druckeinwirkung erklärbare, meist sensomotorische oder rein motorische bzw. sensible Ausfälle einzelner oder mehrerer peripherer Nerven nach länger dauernden komatösen Zuständen, vor allem nach Intoxikationskomata. Vereinzelt kommen auch Hirnnervenstörungen vor. Pathogenetisch wird eine Hypoxidose in der terminalen Gefäßstrombahn diskutiert.

3. Endokrin bedingte Polyneuropathien

D: Polyneuropathie bei Akromegalie
E: *Neuropathy in acromegaly*

Seltene, im Rahmen einer Akromegalie auftretende →Polyneuropathie mit symmetrisch-sensomotorischen, distal betonten Ausfällen sowohl an den unteren als auch an den oberen Extremitäten. Häufiger allerdings entwickelt sich bei Akromegalie ein →Karpaltunnel-Syndrom.
Die Nervenleitgeschwindigkeit ist leicht bis mäßig vermindert.

Pathologisch-anatomisch werden segmentale Demyelinisierung und axonale Degeneration beobachtet, wahrscheinlich zumeist durch mechanische Schädigung des Nerven.

D: Polyneuropathie bei Hyperthyreose
E: *Neuropathy in hyperthyroidism*

Sehr seltene, in Zusammenhang mit einer Hyperthyreose zu beobachtende sensomotorische →Polyneuropathie, die meist nach Art einer →akuten idiopathischen Polyneuritis verläuft. Eine subklinische Polyneuropathie ist häufig lediglich durch Elektrodiagnostik zu erfassen.

D: Polyneuropathie bei Hypothyreose
E: Neuropathy in hypothyroidism

Synonym: Myxödem-Polyneuropathie

In einem Viertel bis einem Drittel der Fälle mit Hypothyreose vorkommende → Polyneuropathie mit symmetrischen, an den unteren Extremitäten betonten, vorwiegend sensiblen, seltener sensomotorischen Ausfällen. Die motorische bzw. sensible Nervenleitgeschwindigkeit ist meist gemindert.

Pathologisch-anatomisch handelt es sich um Folgen einer mechanischen Nervenläsion (z. B. → Karpaltunnel-Syndrom) oder um eine ausgebreitete Polyneuropathie mit primärer Entmarkung.

D: Polyneuropathie bei multipler endokriner Neoplasie Typ II b
E: Neuropathy with multiple endocrine neoplasia type II b

Seltenes, dominant autosomales Leiden mit Hyperplasie oder maligner Entartung der Schilddrüse, Phäochromozytom oder Hyperplasie des Nebennierenmarkes und seltener Nebenschilddrüsenüberfunktion. In einem Teil der Fälle entwickelt sich eine symmetrische sensomotorische → Polyneuropathie.

D: Diabetische Polyneuropathie
E: *Diabetic neuropathy*

Synonyme: Diabetische Neuropathie
Autonome diabetische Neuropathie (Teilform)
Diabetische Amyotrophie (Teilform)
Pseudotabes diabetica (Teilform)

→ Polyneuropathie, bei ca. 50% aller Diabetiker vorkommend. Klinische Manifestation in drei Ausprägungstypen: Am häufigsten als symmetrisch-sensibler, seltener als symmetrisch-sensomotorischer oder als asymmetrischer Manifestationstyp (Sondertyp: diabetische Amyotrophie). Besonders typisch ist eine Einbeziehung der autonomen Fasern sowohl im Verlauf der peripheren gemischten als auch der viszeralen Nerven (autonome Neuropathie). Daraus können folgende Symptome resultieren: Störungen der Schweißsekretion (besonders typisch ist eine Anhidrosis an den Füßen), Vasoregulationsstörungen (Rubeosis plantarum, orthostatische Hypotonie), trophische Ödeme und schmerzlose Ulzera an den Füßen, Osteoarthropathie, Pupillenstörungen, Ösophagusatonie, Gastroparese, Enteropathie (Pseudoperitonitis diabetica), Cholezystopathie, Herzrhythmusstörungen, Sphinkterstörungen von Blase und Mastdarm, Impotenz.

Auftreten der ersten beiden Manifestationstypen in jedem Lebensabschnitt, des letzteren vorwiegend im höheren Lebensalter. Distale Betonung der sensiblen und motorischen Ausfälle an den unteren Extremitäten teilweise mit Überwiegen der Tiefensensibilität (Pseudotabes diabetica) bei den beiden ersteren Typen; bei der diabetischen Amyotrophie sowie vorwiegend motorische Ausfälle, meist unilateral im Bereich der Beckengürtel- und/oder Oberschenkelmuskulatur, bei meist plötzlichem Beginn mit Schmerzen. Hirnnervenstörungen, insbesondere Okulomotorius-Paresen, können vorkommen.

Im Liquor gelegentlich Gesamteiweißerhöhung. Elektromyographisch neurogenes Muster. Motorische und sensible Nervenleitgeschwindigkeit leicht bis deutlich gemindert.

Pathogenese nicht völlig geklärt, wahrscheinlich entsprechend dem uneinheitlichen klinischen Bild mehrdimensional: metabolisch wohl vor allem beim symmetrisch-sensiblen Manifestationstyp und bei der vorwiegend bei Kindern und Jugendlichen frühzeitig auftretenden autonomen viszeralen Neuropathie; vaskulär auf dem Boden der diabetischen Mikroangiopathie, vor allem bei asymmetrischer Manifestation im höheren Lebensalter; meistens wahrscheinlich Mischung beider pathogenetischer Mechanismen.

Pathologisch-anatomisch Mischbilder mit primärer segmentaler Demyelinisierung und auch axonaler Degeneration sowie sekundärer vaskulärer Veränderungen. Für die Symptome von seiten des autonomen Nervensystems werden verschiedene morphologische Befunde verantwortlich gemacht: Nervenfaseruntergang in den Grenzsträngen, eigentümliche Riesenneurone in paravertebralen sympathischen Ganglien, Degeneration von Dendriten postganglionärer Neurone und darüberhinaus auch ischämische Alteration autonomer Fasern.

4. Polyneuropathien bei Malnutrition, Malabsorption und nichterblichen Stoffwechselstörungen

D: Malabsorptions-Polyneuropathie
E: *Neuropathy due to malabsorption*

Im Rahmen einer Malabsorption unterschiedlicher Ätiologie für einzelne oder mehrere Stoffe auftretende →Polyneuropathie, oft kombiniert mit psychischen Auffälligkeiten und Symptomen von seiten des Zentralnervensystems. Beispiele: B_{12}-Avitaminose, Sprue.

D: Malnutritions-Polyneuropathie
E: *Neuropathy due to malnutrition*

Bei unterschiedlichen Formen der Malnutrition (Defizit einzelner oder mehrerer essentieller Nahrungsbestandteile, Zufuhr neurotoxischer Stoffe mit der Nahrung, z. B. Cassava) auftretende →Polyneuropathie. Oft kombiniert mit psychischen Auffälligkeiten und Symptomen von seiten des Zentralnervensystems.

D: Polyneuropathie bei Avitaminosen
E: *Neuropathy with avitaminosis*

Generalisierte → Polyneuropathien infolge Defizits einzelner oder mehrerer Vitamine auf dem Boden von Malabsorption (z. B. Vitamin B_{12}) oder Malnutrition (z. B. Vitamin-B-Komplex).
Pathologisch-anatomische Grundlage umstritten.

D: Beriberi-Polyneuropathie
E: *Neuropathy due to beriberi*

→ Malnutritions-Polyneuropathie als Teilerscheinung der Mangelkrankheit Beri-Beri. Symmetrische, distal und an den unteren Extremitäten betonte gemischte Polyneuropathie. Mitunter Vorwiegen motorischer oder sensibler Erscheinungen. Hirnnervenbefall, besonders des N. vagus, kommt vor.
Pathologisch-anatomische Grundlage umstritten.

D: Pellagra-Polyneuropathie
E: *Neuropathy due to pellagra*

→ Malnutritions-Polyneuropathie als Teilerscheinung der Mangelkrankheit Pellagra. Meist im Spätstadium auftretende, symmetrische, distal und an den Beinen betonte, vorwiegend sensible → Polyneuropathie mit quälenden Parästhesien und Spontanschmerzen (→ Burning-Feet-Syndrom).

Pathologisch-anatomisch offenbar vorwiegend segmentale Entmarkung.

D: Strachan-Scott-Syndrom
E: *Hawes-Pallister-Lancor's syndrome*

Offenbar auf Malnutrition beruhende, auf Jamaica beobachtete Trias von Optikusatrophie, orogenitaler Dermatitis und vorwiegend sensibler, distal und an den Beinen betonter → Polyneuropathie mit Erscheinungen des → Burning-Feet-Syndroms. Zusätzlich kommen ataktische Störungen und Hirnnervenausfälle, besonders des N. vestibulocochlearis, vor.

D: Burning-Feet-Krankheit
E: *Burning feet disease*

Symmetrisch-sensible →Polyneuropathie mit ganz im Vordergrund stehenden quälenden Brennschmerzen an den Füßen, die häufig mit einer Optikus-Neuropathie kombiniert ist und auf einen Vitamin-B-Mangel bezogen wird. Eine im spanischen Bürgerkrieg während der Hungersnot in Madrid sowie in den Kriegsgefangenenlagern des Fernen Ostens im 2. Weltkrieg beobachtete Erkrankung peripherer Nerven.

5. Toxisch bedingte Polyneuropathien

a) Intoxikationen durch Metalle und Metallverbindungen

D: Blei-Polyneuropathie
E: *Neuropathy due to lead*

Synonym: Blei-Lähmung

→ Polyneuropathie nach Intoxikation mit organischen und anorganischen Bleiverbindungen sowie mit metallischem Blei. Bei Erwachsenen kommt es zu vorwiegend oder rein motorischer Polyneuropathie vom Multiplex-Typ mit bevorzugtem Befall der Hand- und Fingerstrecker, bei Kindern zu distal betontem symmetrischem Tetraplegie-Syndrom mit sensiblen Reiz- und Ausfallserscheinungen.

Im Liquor häufig Eiweißvermehrung. Die Nervenleitgeschwindigkeit ist oft vermindert.

Tierexperimentelle pathologisch-anatomische Befunde sprechen für vorwiegend segmentale Entmarkung. Beim Menschen scheint axonale Degeneration vorzuherrschen.

D: Gold-Polyneuropathie
E: *Neuropathy due to gold salts*

Synonyme: Natriumgold(III)thiosulfat-Polyneuropathie
Natriumgold(III)thiomalat-Polyneuropathie
Aurothioglukose-Polyneuropathie
Gold-Polyneuritis (irreführend)
Gold-Optikusneuropathie (Teilform)

→ Polyneuropathie nach lang anhaltender Therapie mit organischen Goldverbindungen, gekennzeichnet durch meist symmetrische, oft proximal betonte Paresen der Extremitäten und sensible Reizerscheinungen. Vereinzelt → Optikusneuropathie.

D: Quecksilber-Polyneuropathie
E: *Neuropathy due to mercurium*

Synonym: Quecksilber-Polyneuritis (irreführend)

Symmetrische, vorwiegend sensible → Polyneuropathie nach akuter oder chronischer Quecksilber-Intoxikation. Bei Hautkontakt entsprechend lokal akzentuierte Erscheinungen.

Liquoreiweiß gelegentlich vermehrt.

5. Toxisch bedingte Polyneuropathien

b) Intoxikationen durch technische Lösungsmittel und sonstige organische Verbindungen

D: Methylalkohol-Opticusneuropathie
E: Neuropathy of n. opticus due to methylalcohol

Frühzeitige Sehstörungen (Schleiersehen und Störungen des Farbsehens) mit gelegentlich rasch eintretender Erblindung (Amblyopie). Meist ausgeprägte und bleibende Netzhaut- und Sehnervenschädigung nach akuter oder chronischer Vergiftung durch Methylalkohol (Methanol; CH_3OH), meist infolge Verwechslung mit Äthylalkohol (Ethanol).

D: Schwefelkohlenstoff-Polyneuropathie
E: Neuropathy due to carbon disulphide

→ Polyneuropathie nach akuter oder chronischer Schwefelkohlenstoff-Intoxikation. Abhängig vom Grad der meist beruflichen Exposition erste Symptome nach Monaten bis Jahren. Im Maximalstadium meist symmetrische, distal betonte, sensomotorische Polyneuropathie mit oft quälenden Spontanschmerzen. Störungen des Schmerz- und Temperaturempfindens oder Ataxie können vorherrschen.

Im Liquor gelegentlich Eiweißvermehrung.

Pathologisch-anatomisch vorwiegend neuroaxonale Degeneration.

D: Benzin-Polyneuropathie
E: Neuropathy due to petrol

Seltene, vorwiegend oder ausschließlich motorische, distal betonte symmetrische →Polyneuropathie, offenbar überwiegend axonale Schädigung.

D: Hexacarbon-Polyneuropathie
E: Neuropathy due to hexacarbon

Synonyme: Schuhmacher-Krankheit
„Schnüffler-Neuropathie" (irreführend)
Hexan-Polyneuropathie (Teilform)
Cyclohexan-Polyneuropathie (Teilform)
Methyl-Cyclohexan-Polyneuropathie (Teilform)

Nach beruflicher Exposition oder suchtmäßiger Inhalation (Schnüffel-Neuropathie) von Hexacarbonen, aliphatischen Kohlenwasserstoffen (n-Hexan, Hexanon (Methyl-n-butylketon [MBK]), 2,5-Hexandion oder Butanon (Methylethylketon [MEK])) nach Wochen bis Monaten auftretende periphere symmetrisch-sensible, später vorwiegend symmetrisch-paretische → Polyneuropathie, beginnend vor allem an den Zehen, meist fortschreitend mit atrophischen Paresen bis hin zur Tetraparese. Auffällig sind vasomotorische neurotrophische Störungen mit Hyperhidrosis bis Anhidrosis, kühle Haut, Zyanose, Ödem und Nagelwachstumstörungen. Selten Blasen- und Mastdarmstörungen. Die Hirnnerven können ebenfalls betroffen sein. Nach Ende der Exposition nur langsame Rückbildung.

Im Liquor vereinzelt geringe Zellzahlerhöhung sowie Gesamteiweißvermehrung.

Pathologisch-anatomisch primäre axonale Degeneration mit paranodalen Anschwellungen durch Anhäufung von Neurofilamenten sowohl in markhaltigen als auch in marklosen Nervenfasern (Riesenaxon-Neuropathie).

D: Tetrachlorkohlenstoff-Polyneuropathie
E: *Neuropathy due to carbon tetrachloride*

Synonym: Tetrachlormethan-Polyneuropathie

Selten auftretende, sensomotorische → Polyneuropathie nach chronischer Tetrachlorkohlenstoff-Vergiftung (Tetrachlormethan; CCl_4). Es kann zu Schädigung des N. opticus kommen.

D: Tetrachloräthan-Polyneuropathie
E: *Neuropathy due to tetrachloroethane*

Synonym: Äthylentetrachlorid-Polyneuropathie

Nach akuter oder chronischer Vergiftung mit 1,1,2,2-Tetrachlorethan ($Cl_2CHCHCl_2$) - meist durch Inhalation oder Hautresorption - anfangs Störungen des Geschmackssinns (Hypogeusie, Ageusie). Im weiteren Verlauf kommt es dann zu sensiblen Störungen besonders der Nn. radialis, ulnaris und fibularis, beginnend mit Parästhesien, später Neuralgien, danach motorische Ausfälle. Auffallend ist der bevorzugte Befall kleiner Muskeln; die grobe Kraft bleibt meist erhalten.
   Im allgemeinen gute Prognose, aber lange Rückbildungszeit der Störungen.

D: Trichloräthylen-Polyneuropathie
E: Neuropathy due to trichlorethylene

Synonym: Trichloräthylen-Trigeminusneuropathie (Teilform)

→ Polyneuropathie, häufig nach Art der → Polyneuropathia cranialis mit Bevorzugung des N. trigeminus nach chronischer Vergiftung mit Trichloräthylen ($Cl_2C = CHCl$) durch orale Aufnahme oder Inhalation; gelegentlich auch sensomotorische Ausfälle an den Extremitäten.

D: Tetrachloräthylen-Polyneuropathie
E: Neuropathy due to tetrachloroethylene

Synonym: Perchloräthylen-Polyneuropathie

Sensomotorische → Polyneuropathie nach akuter oder chronischer Vergiftung mit Tetrachlorethylen (Perchlorethylen, $Cl_2C = CCl_2$) durch orale Zufuhr oder Inhalation von Dämpfen.

D: Polyneuropathie durch polychlorierte Biphenyle
E: *Neuropathy due to chlorobiphenyls*

Synonym: PcB-Polyneuropathie

→ Polyneuropathie mit symmetrischen sensiblen Störungen vorwiegend an den unteren Extremitäten. Sensible Nervenleitgeschwindigkeit leicht vermindert.

D: Monochlormethan-Polyneuropathie
E: *Neuropathy due to monochloromethane*

Synonym: Methylchlorid-Intoxikation

Bei akuter Vergiftung mit Monochlormethan (Methylchlorid; CH_3Cl) anfangs Sehstörungen (eventuell Amaurose, Diplopie); bei leichteren Vergiftungsfällen werden Seh- und Akkommodationsstörungen sowie Ptosis gefunden.

Bei den häufigeren chronischen Vergiftungen durch Inhalation kommt es nach mehreren Monaten zu Hör-, Seh-, Sprech- und Koordinationsstörungen. Bleibt die Exposition bestehen, so tritt eine symmetrische sensomotorische → Polyneuropathie auf.

Die Prognose ist bei einmaliger akuter Exposition im allgemeinen gut; die der chronischen Vergiftung ist ernst und zeichnet sich durch langwährende Rückbildungsdauer und Dauerschäden aus.

D: Hydrazin-Polyneuropathie
E: *Neuropathy due to hydrazine*

Synonym: Hydrazin-Polyneuritis (irreführend)

Sensomotorische →Polyneuropathie nach Einnehmen hydrazinhaltiger Lösungen oder Einatmen von Dämpfen. Wenige Tage nach der akuten Intoxikation einsetzende Symptomatik wie bei schwerer →Isoniazid-Polyneuropathie.

D: Trikresylphosphat-Polyneuropathie
E: *Neuropathy due to triorthocresylphosphate*

Synonyme: Triorthokresylphosphat-Polyneuropathie
Trikresylphosphat-Defektsyndrom
Triarylphosphat-Polyneuropathie
TOCP-Polyneuropathie
Torpedoöl-Polyneuropathie
Bratkartoffel-Polyneuropathie (Umgangssprache)
Apiol-Polyneuropathie

Meist nach chronischer Vergiftung auftretende →Polyneuropathie mit vorwiegend motorischen Ausfällen, starken sensiblen Reizerscheinungen und erheblichen trophischen Störungen an den Unterschenkeln und Füßen, in schweren Fällen auch an den Oberschenkeln, Unterarmen und Händen. Ausnahmsweise Paresen der mimischen und der Kaumuskulatur.

Nach Rückbildung der Polyneuropathie Hervortreten paraspastischer Symptome als Folge aufsteigender Strangdegenerationen. In der Regel danach keine Rückbildungstendenzen. Erhebliche spastische Defekt-Syndrome.

Pathologisch-anatomisch Polyneuropathie vom axonalen Typ.

D: Dichlorbenzol-Polyneuropathie
E: *Neuropathy due to dichlorobenzene*

Synonym: Para-Dichlorbenzol-Polyneuropathie

Seltene, symmetrisch-sensible →Polyneuropathie mit erheblichen Parästhesien und Störungen der Oberflächensensibilität sowie des Vibrationsempfindens nach chronischer Vergiftung mit Dichlorbenzol ($C_6H_4Cl_2$). Mitbeteiligung des N.opticus ist beschrieben worden. Nur langsame Rückbildung der Symptome nach Ende der Exposition.

D: Acrylamid-Polyneuropathie
E: *Neuropathy due to acrylamide*

→Polyneuropathie bei akuter Vergiftung mit Acrylamid ($H_2C = CH\text{-}CO\text{-}NH_2$) nach oraler Aufnahme oder kutaner Resorption. Reizerscheinungen anfangs nur an den Händen mit Brennen, Kribbeln und Jucken sowie Blasenbildung und Desquamation der Haut. Allmählich Reflexverlust und atrophische Parese, gelegentlich nur der Arme, bei schwerer Intoxikation an allen Extremitäten mit Betonung der Störungen und Ausfälle an den unteren Gliedmaßen. Häufig ist vor allem die Tiefensensibilität gestört. Rückbildungsfähige Veränderungen, die in ausgeprägten Fällen über Jahre bestehen können.

Pathologisch-anatomisch Vermehrung der Neurofilamente, später Axon- und Markscheidenuntergang.

D: Äthylenoxid-Polyneuropathie
E: *Neuropathy due to ethylene oxide*

→ Polyneuropathie nach meist wochen- bis monatelanger Exposition von Äthylenoxid durch Inhalation. Anfangs Parästhesien an den Fingern und teilweise auch an den Händen, danach folgen motorische Ausfälle an den unteren Extremitäten im Bereich der vom N. peronaeus versorgten Muskulatur, die selten auch auf die oberen Extremitäten übergreifen. Motorische Störungen überwiegen. Meist kommt es zu Pallhypästhesie bis Pallanästhesie; nicht immer sind Oberflächensensibilitätsstörungen nachweisbar. Nach Beendigung der Exposition bilden sich die Symptome in der Regel vollständig zurück.

Im Liquor keine Veränderungen. Die Nervenleitgeschwindigkeit ist nur leicht bis mäßig verzögert.

Pathologisch-anatomisch primär axonale Degeneration.

D: Dimethylaminoproprionitril-Polyneuropathie
E: *Neuropathy due to dimethylaminopropionitril*

Synonyme: DMAPN-Polyneuropathie
DMAPN-Myeloneuropathie

Nach meist berufsbedingter Exposition mit Dimethylaminopropionitril (DMAPN), einem Katalysator für die Kunststoffpolymerisation, auftretende → Polyneuropathie. Beginn mit Blasenstörungen und Impotenz; im späteren Verlauf Parästhesien an Händen und Füßen sowie Sensibilitätsstörungen für Berührung, Schmerz und Temperatur, vor allem in den unteren sakralen Dermatomen. Das Vibrationsempfinden an den Füßen ist gemindert. Motorische Ausfälle betreffen vor allem die Zehen- und Fußextensoren. Auffälliges Erhaltenbleiben der Muskeleigenreflexe, das auf eine Beteiligung des Rückenmarks schließen läßt (Myeloneuropathie). Die Prognose ist in der Regel gut, nach schweren Ausfällen können jedoch Blasen- und Potenzstörungen zurückbleiben.

Pathologisch-anatomisch vorwiegend distale axonale Degeneration mit axonaler Schwellung durch Neurofilamente sowie unspezifische Organellen.

5. Toxisch bedingte Polyneuropathien

c) Intoxikationen durch Pestizide

D: Arsen-Polyneuropathie
E: *Arsenic neuropathy*

Synonym: Arsen-Polyneuritis (irreführend)

Symmetrische sensomotorische, distal und an den unteren Extremitäten betonte → Polyneuropathie nach akuter oder chronischer Arsen-Intoxikation. Oft quälende Spontanschmerzen und vegetativ-trophische Störungen; daneben Hyperkeratosen, Ulzerationen, Meessche Nagelstreifen. Selten Hirnnervenausfälle. Nach Beendigung der Exposition nur schleppende Rückbildung über Wochen bis Jahre; in ausgeprägten Fällen Defektzustände.

Im Liquor Gesamteiweiß mitunter leicht bis mäßig vermehrt.

Pathologisch-anatomisch distale axonale Degeneration und Vorderhornzellenschädigung.

D: Bariumpolysulfid-Polyneuropathie
E: *Neuropathy due to bariumpolysulfide*

Schon ein bis zwei Stunden nach der Gifteinnahme kann sich eine rein motorische → Polyneuropathie mit aufsteigenden Lähmungen entwickeln, die in schweren Fällen durch Lähmung der Atemmuskulatur zum Tode führen kann.

D: Dieldrin-Polyneuropathie
E: Neuropathy due to dieldrin

Symmetrische motorische →Polyneuropathie nach akuter oder chronischer Vergiftung durch Dieldrin, einen chlorierten Kohlenwasserstoff (Organochlorine).

D: Dichlor-diphenyl-trichloräthan-Polyneuropathie
E: Neuropathy due to dichlorodiphenyltrichlorethane

Synonym: DDT-Polyneuropathie

Nach chronischer DDT-Intoxikation (Dichlor-diphenyl-trichlorethan) auftretende symmetrische oder asymmetrische →Polyneuropathie, z.T. zusammen mit einseitiger oder (häufiger) beidseitiger, retrobulbärer Optikusschädigung; häufig auch Befall des N. statoacusticus.

D: Polyneuropathie durch Dinitrophenol-Derivate
E: *Neuropathy due to derivates of dinitrophenol*

Synonyme: Dinitrophenol-Polyneuropathie
Binapacryl-Polyneuropathie
Butyl-DNP-Polyneuropathie
Zyklohexyl-DNP-Polyneuropathie
Dessin-Polyneuropathie
Dinobuton-Polyneuropathie
Dinocap-Polyneuropathie
Dinoseb-Polyneuropathie
Dinoterb-Polyneuropathie
DNOC-Polyneuropathie
Medinoterbazetat-Polyneuropathie
Methyl-DNP-Polyneuropathie

Selten auftretende, symmetrisch-sensible →Polyneuropathie mit Reizerscheinungen nach akuter oder chronischer Vergiftung durch Dinitrophenol-Derivate (DNP).

D: Monobrommethan-Polyneuropathie
E: *Neuropathy due to monobromomethane*

Synonyme: Methylbromid-Polyneuropathie
Promethyl-Polyneuropathie

Selten auftretende, symmetrische sensomotorische → Polyneuropathie mit dominierenden Tiefensensibilitätsstörungen nach akuter oder chronischer Vergiftung mit Monobrommethan (CH_3Br) infolge Inhalation bzw. Hautresorption (mit lokaler Dermatitis).

D: Polyneuropathie durch Phosphorsäureester
E: *Neuropathy due to organophosphates*

Symmetrische, vorwiegend motorische → Polyneuropathie infolge akuter Vergiftung mit Phosphorsäureestern. Typisch sind eine lange Latenzzeit bis zum Einsetzen der Polyneuropathie-Symptomatik und das gleichzeitige Auftreten spastischer Symptome wie bei der → Trikresylphosphat-Polyneuropathie. Verzögerte Rückbildung, häufig Residualsymptome.

D: Pentachlorphenol-Polyneuropathie
E: *Neuropathy due to pentachlorophenol*

Seltene, symmetrisch-sensible →Polyneuropathie mit erheblichen Parästhesien und Störungen der Oberflächensensibilität und des Vibrationsempfindens nach chronischer Vergiftung mit Pentachlorphenol. Mitbeteiligung des N. opticus ist beschrieben worden. Nur langsame Rückbildung der Symptome nach Ende der Exposition.
   Verminderung der motorischen und sensiblen Nervenleitgeschwindigkeit.

D: Dichlorphenoxyessigsäure-Polyneuropathie
E: *Neuropathy due to dichlorophenoxy acetic acid*

Synonym: 2,4-D-Polyneuropathie

Seltene symmetrisch-sensible oder sensomotorische →Polyneuropathie, beginnend mit heftigen Spontanschmerzen im Bereich der Extremitäten. Die Nervenleitgeschwindigkeit kann leicht verzögert sein.

D: Thallium-Polyneuropathie
E: *Neuropathy due to thallium*

Je nach Schwere der Vergiftung Entwicklung der Polyneuropathie-Symptomatik mit unterschiedlicher Latenz von mehreren Stunden bis wenigen Wochen nach einmaliger Exposition. Initial quälende Hyperpathie der Füße. Beginn der Lähmungen im Beckengürtel. In voll ausgebildeter Ausprägung symmetrische, distal betonte, sensomotorische → Polyneuropathie mit Bevorzugung der unteren Extremitäten. Ausgeprägte vasomotorische, neurotrophische Störungen.

Im Liquor gelegentlich leichte Eiweißvermehrung; Nervenleitgeschwindigkeit leicht bis mäßig herabgesetzt.

Pathologisch-anatomisch distale Polyneuropathie mit Axonuntergang und Markscheidenzerfall, Degeneration der Hinterstränge im Rückenmark, gelegentlich auch im Hirnstamm.

5. Toxisch bedingte Polyneuropathien

d) Alkohol-toxische Krankheiten (Äthanol-Intoxikation)

D: Alkohol-Amblyopie
E: *Alcoholic amblyopia*

Synonyme: Alkohol-toxische Amblyopie
Alkohol-Tabak-Amblyopie
Amblyopia alcoholica
Alkohol-toxische retrobulbäre Neuropathie
Alkohol-toxische Amblyopsie

Zunehmende Verschlechterung des Sehvermögens bei Alkohol- und meist auch Tabakabusus. Klinisch kann eine akute von einer chronischen, progredienten Verlaufsform unterschieden werden. Initial oft Zentralskotom infolge Degeneration des makulopapillären Bündels; im weiteren Verlauf irreversible Optikusatrophie.

D: Alkohol-Polyneuropathie
E: *Alcoholic neuropathy*

Synonyme: Alkohol-toxische Polyneuropathie
Polyneuropathia alcoholica
Alkohol-Neuritis (irreführend)
Pseudotabes alcoholica (Teilform)

→ Polyneuropathie bei chronischem Alkoholabusus. Vorwiegend symmetrische, sensible und/oder sensomotorische Störungen, distal und an den unteren Extremitäten betont, in der Regel mit autonomen Begleiterscheinungen. Heftige Schmerzen (→ Burning-feet-Syndrom, Wadendruckschmerz) kommen vor. Bei starken Störungen der Tiefensensibilität kann sich eine Gangataxie entwickeln (Pseudotabes alcoholica).
Liquor meist unauffällig. Die Nervenleitgeschwindigkeit ist normal oder mäßig vermindert.
Pathologisch-anatomisch häufig axonale Degeneration, aber auch Demyelinisierung.
Multifaktorielle Pathogenese wird erörtert: vor allem alkohol-toxische Wirkung, Gastro-Hepato-Enteropathie, Vitamin-B_1- und Vitamin-B_{12}-Mangel, Malabsorption, Malnutrition, Trans-Ketolase-Mangel und Fettembolie.

5. Toxisch bedingte Polyneuropathien

e) Intoxikationen durch Arzneimittel

Sedativa und Hypnotika

D: Glutethimid-Polyneuropathie
E: Neuropathy due to glutethimide

Synonyme: Glutethimid-Polyneuritis (irreführend)
Doriden-Polyneuropathie (irreführend)
Doriden-Polyneuritis (irreführend)

Selten und nur unter langdauernder und ungewöhnlich hochdosierter (1 bis 5 g/Tag) Einnahme von Glutethimid auftretende → Polyneuropathie mit vorwiegend an den unteren Extremitäten lokalisierten symmetrisch-sensiblen Störungen, die in der Regel reversibel sind.
Pathologisch-anatomisch besteht eine distal betonte axonale Degeneration.

D: Methaqualon-Polyneuropathie
E: Neuropathy due to methaqualone

Synonym: Methaqualon-Polyneuritis (irreführend)

Unter langdauernder Einnahme von Methaqualon sich entwickelnde vorwiegend symmetrisch-sensible, z.T. auch sensomotorische → Polyneuropathie. Im Beginn oft quälende Parästhesien an den Füßen und auffällig häufig periorale Sensibilitätsstörungen.
Pathologisch-anatomisch distal betonte axonale Degeneration.

D: Thalidomid-Polyneuropathie
E: Neuropathy due to thalidomide

Synonyme: Contergan-Polyneuropathie
Contergan-Polyneuritis (irreführend)
Thalidomid-Polyneuritis (irreführend)

Unter meist langdauernder Einnahme von Thalidomid (Contergan) auftretende vorwiegend symmetrisch-sensible → Polyneuropathie mit sehr quälenden Mißempfindungen an den Füßen, die auch nach Absetzen des Medikamentes noch Monate und Jahre anhalten können.

Die motorische Nervenleitgeschwindigkeit ist normal oder nur gering verzögert; das sensible Nervenpotential ist in der Regel amplitudenerniedrigt oder nicht evozierbar.

Pathologisch-anatomisch distal betonte axonale Degeneration.

Anästhetika

D: Meningo-Myelo-Radikulopathie nach Spinalanästhesie
E: *Meningo-myelo-radiculopathy due to subarachnoid anaesthesia*

Synonym: Arachnopathie nach Spinalanästhesie

Toxische Schädigung des Rückenmarks und/oder der Cauda equina durch ein lege artis subarachnoidal injiziertes Lokalanästhetikum. In seltenen Fällen nachfolgend Entwicklung einer chronischen adhäsiven Arachnopathie. Meist unmittelbar nach dem Eingriff, seltener subakut, in Ausnahmefällen erst nach Monaten Auftreten unterschiedlich schwerer neurologischer Ausfälle mit vorausgehenden oder begleitenden Schmerzen radikulären oder funikulären Typs. Am häufigsten (0,8% aller Anästhesien) reversible Sensibilitätsstörungen und Mißempfindungen im Lumbo-Sakral-Bereich mit Rückbildungstendenz innerhalb der ersten 6 Monate. Seltener pluriradikuläre Ausfälle mit sensiblen und motorischen Paresen unmittelbar nach dem Eingriff und Rückbildungstendenz innerhalb der ersten 6 Monate. Kasuistische Mitteilungen ohne statistisch abgesicherten Nachweis eines kausalen Zusammenhanges liegen vor über spinale Querschnittssyndrome, Cauda-Syndrome, Exazerbation einer Erkrankung des Nervensystems, des Rückenmarks oder seiner Wurzeln.

Pathogenetisch wird eine toxische Schädigung des Nervengewebes durch das Lokalanästhetikum vermutet, und zwar am ausgeprägtesten in der Gegend der Punktionsstelle, wo das Lokalanästhetikum noch relativ unverdünnt mit dem Gewebe in Kontakt kommt. Als Ursachen kommen außerdem Detergentienreste und Desinfektionsmittelverschleppung in Frage.

Pathologisch-anatomisch chronisch-adhaesive Arachnopathie bei schweren Querschnittsläsionen.

D: Neuropathie nach Regionalanästhesie
E: *Neuropathy following regional anaesthesia*

Schädigung peripherer Nerven nach Regionalanästhesie mit sensiblen, motorischen und vegetativen Funktionsstörungen. Bei intraneuraler Position der Injektionskanüle Sofortschmerz; unabhängig davon nach Intervall von Stunden und Tagen Kausalgien im Versorgungsgebiet, Hyperpathien, Sensibilitätsausfälle und trophische Störungen. Symptome unterschiedlichen Schweregrades mit Dauer von Stunden bis Monaten. (Siehe auch Spritzenlähmung.)

Ursächlich kommen in Frage: mechanische Faktoren, intraneurales Hämatom, Ischämieschäden, Antiseptika, Metallionen, Detergentien.

D: Lachgas-Polyneuropathie
E: *Neuropathy due to nitrous oxide*

→Polyneuropathie bei chronischen Lachgasschnüfflern mit sensiblen oder sensomotorischen Ausfällen, eingeleitet durch Parästhesien. Ein positives Lhermitte- und Lasègue-Zeichen gilt als Hinweis auf eine radikuläre Reizung. Die Nervenleitgeschwindigkeit ist normal oder nur gering vermindert.

Antiepileptika (Antikonvulsiva)

D: Phenytoin-Polyneuropathie
E: Neuropathy due to diphenylhydantoin

Synonyme: Diphenylhydantoin-Polyneuropathie
Hydantoin-Polyneuropathie
Hydantoin-Polyneuritis (irreführend)

Blande verlaufende, symmetrisch-sensible, mitunter sogar nur durch Reflexverlust an den unteren Extremitäten erkennbare → Polyneuropathie unter langdauernder Diphenylhydantoineinnahme.

Elektroneurographisch meist leichte Verminderung der motorischen Nervenleitgeschwindigkeit.

Pathologisch-anatomisch distal betonte axonale Degeneration.

Psychopharmaka

D: Chlorprothixen-Polyneuropathie
E: *Neuropathy due to chlorprothixene*

Synonym: Chlorprothixen-Polyneuritis (irreführend)

Seltene symmetrisch-sensomotorische → Polyneuropathie unter Behandlung mit Chlorprothixen.

D: Imipramin-Polyneuropathie
E: *Neuropathy due to imipramine*

Synonym: Imipramin-Polyneuritis (irreführend)

Seltene, meist symmetrische, vorwiegend motorische → Polyneuropathie mit guter Rückbildungstendenz.

D: Nialamid-Polyneuropathie
E: Neuropathy due to nialamide

Synonym: Nialamid-Polyneuritis (irreführend)

Symmetrische, vorwiegend motorische → Polyneuropathie. Selten.

D: Amitriptylin-Polyneuropathie
E: Neuropathy due to amitriptyline

Sehr selten beschriebene → Polyneuropathie mit vorwiegend distalen sensomotorischen Ausfällen.

D: Lithium-Polyneuropathie
E: *Neuropathy due to lithium*

Seltene, symmetrische sensomotorische →Polyneuropathie im Rahmen sonst schwerer zentral-nervöser Veränderungen und Störungen anderer Organsysteme.

Die Nervenleitgeschwindigkeit ist normal oder nur gering verzögert. Pathologisch-anatomisch primär axonale Degeneration.

Antibiotika und Chemotherapeutika

D: Antibiotika-Polyneuropathien
E: *Neuropathies due to antibiotics*

Synonyme: Polyneuropathien durch Antibiotika
Polyneuritiden durch Antibiotika (irreführend)

→ Polyneuropathien durch Antibiotika sind charakterisiert durch meist symmetrische sensible und/oder motorische Ausfälle. Unter der Einwirkung folgender Substanzen ist die Entwicklung einer Polyneuropathie zum gegenwärtigen Zeitpunkt als möglich bzw. erwiesen anzusehen: Chloramphenicol, Colistin, Gentamycin, Penicillin.

Pathologisch-anatomisch handelt es sich überwiegend um Neuropathien mit im distalen Abschnitt des Nervenzellfortsatzes beginnender (sogenanntes „dying-back-Phänomen"), bei anhaltender Einwirkung der Noxe nach proximal fortschreitender axonaler Degeneration, sekundär begleitet vom Untergang der Markscheiden bis hin zum Zelltod.

D: Sulfonamid-Polyneuropathie
E: *Neuropathy due to sulfonamide*

Synonyme: Periphere Neuritis durch Sulfonamide
Mononeuritis durch Sulfonamide (irreführend)
Polyneuritis durch Sulfonamide (irreführend)
Sulfonamid-Mononeuropathie (Teilform)
Sulfonamid-Polyneuritis (irreführend)

Insbesondere durch die älteren, methylierten Sulfonamidverbindungen (Sulfanyl-dimethyl-sulfanilamid, Sulfamethylthiazol) hervorgerufene symmetrische, sensomotorische →Polyneuropathien mit Betonung der motorischen Ausfälle. Sensibilitätsstörungen vorwiegend in Form von sensiblen Reizerscheinungen. Beginn zum Teil erst Wochen nach Gabe des Medikamentes.

Pathologisch-anatomisch handelt es sich zumeist um sekundäre Nervenschädigungen im Gefolge einer toxisch-allergischen Angiitis. Bei älteren Sulfonamid-Präparaten ist auch eine distal betonte axonale Degeneration („dying back") zu diskutieren, möglicherweise über eine Metabolisierung in Hydralazin-Zwischenprodukte.

Besserung zögernd, aber meist vollständig.

D: Chloramphenicol-Polyneuropathie
E: *Neuropathy due to chloramphenicol*

Synonym: Chloramphenicol-Polyneuritis (irreführend)

Selten und nur unter hoher Dosierung von Chloramphenicol auftretende, ausschließlich symmetrisch-sensible → Polyneuropathie, die sich zumeist mit Parästhesien an den unteren Extremitäten manifestiert und häufig mit einer Optikusneuropathie vergesellschaftet ist. Volle Reversibilität nach Absetzen des Medikaments.
  Pathologisch-anatomisch axonale Degeneration.

D: Chlorjodhydroxychinolin-Polyneuropathie
E: *Neuropathy due to chloroiodoquinolinol*

Synonyme: Jodchlorhydroxychinolin-Polyneuropathie
  Clioquinol-Polyneuropathie
  Clioquinol-Polyneuritis (irreführend)

Sehr seltene, ausschließlich isoliert auftretende, reine symmetrisch-sensible oder sensomotorische → Polyneuropathie nach langdauernder Einnahme von Chlorjodhydroxychinolin. Schlechte Rückbildungstendenz. Meist liegt eine Beteiligung des Rückenmarkes und der Sehnerven vor (siehe auch subakute Myelo-optico-Neuropathie).
  Pathologisch-anatomisch wurden axonale Degeneration und Demyelinisierung der betroffenen Nerven beschrieben.

D: Polyneuropathie durch Diamidine
E: *Neuropathy due to diamidines*

Synonym: Polyneuritis durch Diamidine (irreführend)

Vorwiegend symmetrisch-sensible →Polyneuropathie unter langdauernder Einnahme von Diamidinen (Stilbamidin, Pentomidin, Propamidin) mit gleichzeitiger Beteiligung des N. trigeminus.

D: Gentamycin-Polyneuropathie
E: *Neuropathy due to gentamycin*

Synonym: Gentamycin-Polyneuritis (irreführend)

Sehr seltene, meist bei Niereninsuffizienz auftretende →Polyneuropathie unter Gentamycintherapie mit symmetrischen, vorwiegend motorischen Ausfällen an den unteren und oberen Extremitäten. Entwicklung der Symptomatik innerhalb weniger Tage. Gute Rückbildungstendenz.

Pathologisch-anatomisch liegt eine distal betonte axonale Degeneration vor.

D: Metronidazol-Polyneuropathie
E: *Neuropathy due to metronidazole*

Synonyme: 5-Nitroimidazol-Polyneuropathie
Clont-Polyneuropathie
Metronidazol-Polyneuritis (irreführend)

Symmetrische, vorwiegend sensible, mitunter auch sensomotorische →Polyneuropathie nach mehrwöchiger Einnahme von Metronidazol (Clont), deren Symptome sich nach Absetzen des Medikamentes meist verzögert zurückbilden.

Elektroneurographisch in der Regel normale bis nur gering verminderte Nervenleitgeschwindigkeit. Häufig kann aber kein sensibles Nervenpotential evoziert werden.

Pathologisch-anatomisch distal betonte axonale Degeneration.

D: Penicillin-Polyneuropathie
E: *Neuropathy due to penicillin*

Synonym: Penicillin-Polyneuritis

Seltene →Polyneuropathie vom Manifestationstyp der sogenannten →Mononeuropathia multiplex mit vorwiegend motorischen Störungen des Plexus brachialis oder Plexus lumbosacralis im Anschluß an eine intramuskuläre Injektion von Penicillin mit einer Latenz von 1 bis 21 Tagen.

Pathologisch-anatomisch handelt es sich überwiegend um sekundäre Nervenschädigung infolge einer toxisch-allergischen Angiitis (Hypersensitivitäts-Angiitis).

D: Isoniazid-Polyneuropathie
E: *Neuropathy due to isoniazid*

Synonyme: INH-Polyneuropathie
Neoteben-Polyneuropathie
Isonikotinsäurehydrazid-Polyneuropathie
INH-Polyneuritis (irreführend)
Neoteben-Polyneuritis (irreführend)

Im Beginn rein sensible, später sensomotorische symmetrische → Polyneuropathie mit quälenden sensiblen Reizerscheinungen und vegetativen Störungen. Die Rückbildung vor allem der sensiblen Störungen erfolgt bei schwerer Schädigung sehr langsam, braucht mitunter Jahre.
Die Nervenleitgeschwindigkeit kann leicht bis mäßig herabgesetzt sein.
Im Liquor gelegentlich leichte Eiweißvermehrung.
Pathologisch-anatomisch distal akzentuierte Markscheiden- und Axondegeneration bis zur Axonfragmentation (Wallersche Degeneration).

D: Ethambutol-Polyneuropathie
E: *Neuropathy due to ethambutol*

Synonym: Ethambutol-Polyneuritis (irreführend)

Seltene, symmetrisch-sensible oder sensomotorische → Polyneuropathie. In der Regel gute Rückbildungstendenz. Häufiger allerdings entsteht unter Ethambutol eine → Optikusneuropathie.

D: Ethionamid-Polyneuropathie
E: Neuropathy due to ethionamide

Synonym: Ethionamid-Polyneuritis (irreführend)

Vorwiegend symmetrisch-sensible → Polyneuropathie mit guter Rückbildungstendenz. Selten.

D: Dapson-Polyneuropathie
E: Neuropathy due to dapsone

Synonym: Dapson-Polyneuritis (irreführend)

Unter langdauernder Einnahme des Sulfons Dapson langsam sich entwickelnde → Polyneuropathie mit vorwiegend symmetrischen motorischen Ausfällen, die sich nach Absetzen meist zurückbilden.

Die motorische Nervenleitgeschwindigkeit ist normal bis geringgradig vermindert bei neurogenem Muster mit Zeichen von Denervierung im Elektromyogramm der betroffenen Muskeln.

Pathologisch-anatomisch fast ausschließlich Affektion des Motorneurons (Vorderhorn).

D: Nitrofurantoin-Polyneuropathie
E: *Neuropathy due to nitrofurantoin*

Synonyme: Furadantin-Polyneuropathie
Furadantin-Polyneuritis (irreführend)

Unter Nitrofurantoinbehandlung bevorzugt bei Niereninsuffizienz auftretende, distal akzentuierte, symmetrische sensomotorische → Polyneuropathie, die schwere Grade erreichen kann. Im Beginn oft sehr quälende sensible Reizerscheinungen. Rasches Hinzutreten atrophischer Paresen.
 Im Liquor leichte Vermehrung des Gesamteiweißes. Die Nervenleitgeschwindigkeit kann normal oder vermindert sein.
 Pathologisch-anatomisch distal akzentuierte Axon- und Markscheidendegeneration.

D: Furazolidon-Polyneuropathie
E: *Neuropathy due to furazolidone*

Seltene sensomotorische → Polyneuropathie, gleicht der → Nitrofurantoin-Polyneuropathie.

D: Furaltadon-Polyneuropathie
E: *Neuropathy due to furaltadone*

Synonym: Furaltadon-Polyneuritis (irreführend)

Symmetrische, vorwiegend sensible oder vorwiegend motorische → Polyneuropathie, zum Teil auch vom Multiplex-Typ, mit Hirnnervenausfällen.

D: Chloroquin-Polyneuropathie
E: *Neuropathy due to chloroquine*

Synonym: Chloroquin-Neuromyopathie

Leichte, symmetrische → Polyneuropathie, vorwiegend sensibel und distal betont, die im Gefolge einer Chloroquin-Myopathie auftritt.

D: Vidarabinphosphat-Polyneuropathie
E: *Neuropathy due to vidarabin phosphate*

Symmetrische, bevorzugt an den unteren Extremitäten auftretende sensomotorische →Polyneuropathie mit quälenden Mißempfindungen an den Akren (→Burning-Feet-Syndrom), Störung der Oberflächen- und Tiefensensibilität sowie der Motorik vor allem im Bereich der Fuß- und Zehenextensoren. Verzögerte Rückbildung der Symptome nach Absetzen der Medikation.

Die motorische und sensible Nervenleitgeschwindigkeit ist normal, kann jedoch auch mäßig verzögert sein.

D: Cytarabin-Polyneuropathie
E: *Neuropathy due to cytarabine*

Synonym: Cytarabin-Polyneuritis (irreführend)

Seltene, distal betonte, weitgehend reversible symmetrisch-sensible →Polyneuropathie.

D: Procarbazin-Enzephaloneuropathie
E: *Encephaloneuropathy due to procarbazine*

Synonyme: Procarbazin-Polyneuropathie (Teilform)
Procarbazin-Polyneuritis (irreführend)
Natulan-Polyneuropathie (Teilform)
Natulan-Polyneuritis (irreführend)

Unter dem Methylhydrazinderivat Procarbazin inkonstant nach mehrwöchiger Behandlung auftretendes komplexes klinisches Bild zerebellarer und peripher-nervöser Störungen in Form von Benommenheit, Unruhe, Desorientiertheit sowie distal betonten Parästhesien.
   Volle Reversibilität, gelegentlich sogar trotz Fortsetzung der Behandlung. Verstärkung der Symptome durch tyraminhaltige Nahrungsmittel (Käse, Schokolade u. a.).

D: Vincristin-Polyneuropathie
E: *Neuropathy due to vincristine*

Synonyme: Vincristin-Neuromyopathie
Vincristin-Begleitmyopathie (Teilform)
Vincristin-Ophthalmoplegie (Teilform)
Vincristin-Recurrensparese (Teilform)

Von Dosis und Behandlungsdauer abhängige symmetrische, sensomotorische, distal betonte → Polyneuropathie mit starken sensiblen Reizerscheinungen und vorwiegend motorischen Ausfällen. Gelegentlich Hirnnervenbeteiligung (Ophthalmoplegie, Recurrens-Parese). Leichte proximale Begleitmyopathie ist möglich. In der Regel gute Rückbildungstendenz.
   Pathologisch-anatomisch axonale Degeneration, zum Teil Filamentenvermehrung und nekrotisierende Myopathie.

D: Vinblastin-Polyneuropathie
E: Neuropathy due to vinblastine

Synonyme: Vinblastin-Neuromyopathie
Vincaleukoblastin-Polyneuropathie

Weniger ausgeprägte Symptomatik als bei der ähnlichen →Vincristin-Polyneuropathie infolge geringerer Neurotoxizität.

D: cis-Platin-Polyneuropathie
E: Neuropathy due to cis-dichlordiammine platinum(II)

Synonyme: cis-Platin(II)-diaminodichlor-Polyneuropathie
cis-Platin(II)-dichlorodiamino-Polyneuropathie
Dichlorodiamino-cis-Platin(II)-Polyneuropathie
Diaminodichlor-cis-Platin(II)-Polyneuropathie
cis-Platin-Polyneuritis (irreführend)

Unter Therapie mit cis-Dichlordiaminoplatin(II) auftretende symmetrische, distal akzentuierte, überwiegend sensible, manchmal auch sensomotorische →Polyneuropathie mit guter Rückbildungsfähigkeit. Häufig →Innenohrschwerhörigkeit, selten Optikusneuropathie.
  Pathologisch-anatomisch ist primäre Axondegeneration wahrscheinlich.

D: Emetin-Myoneuropathie
E: *Myoneuropathy due to emetine*

Selten vorkommende, symmetrische, vorwiegend motorische Ausfälle. Offenbar Mischung von Myopathie und → Polyneuropathie.

D: Ethoglucid-Neuropathie
E: *Neuropathy due to ethoglucid*

Synonym: Epodyl-Neuropathie

Unter intraarterieller und lokaler Perfusionsbehandlung mit Ethoglucid auftretende lokale Neuropathie mit motorischen und sensiblen Ausfällen, die sich nur verzögert und/oder unvollkommen zurückbilden.

D: Stickstoff-Lost-Neuropathie
E: Neuropathy due to chlormethine

Unter intraarterieller und lokaler Perfusionsbehandlung mit Stickstoff-Lost auftretende lokale Neuropathie, gekennzeichnet durch motorische und sensible Ausfälle, die sich nur verzögert und/oder unvollkommen zurückbilden.

D: Melphalan-Neuropathie
E: Neuropathy due to melphalan

Unter intraarterieller oder lokaler Perfusion mit Melphalan auftretende leichte, meist flüchtige lokale Neuropathie mit sensiblen und/oder motorischen Ausfällen.

D: Dactinomycin-Neuropathie
E: Neuropathy due to dactinomycin

Unter intraarterieller oder lokaler Perfusion mit Dactinomycin auftretende leichte, meist flüchtige lokale Neuropathie mit sensiblen und/oder motorischen Ausfällen.

Sonstige Pharmaka

D: Medikamentös-toxische Anosmie
E: *Toxic medicamentous anosmia*

Synonyme: Anosmie durch Medikamente
Medikamentös-toxischer Ausfall des Geruchsinns
Medikamentös-toxische Störung des Geruchsinns (Teilform)
Medikamentös-toxische Geruchsstörung (Teilform)
Medikamentös-toxische Hyposmie (Teilform)

Verlust bzw. Minderung (Hyposmie) des Riechvermögens durch Medikamente. In der Regel reversibel. Anfangs können Parosmien auftreten. Diese Geruchsstörungen können hervorgerufen werden durch Dihydro-Streptomycin, Streptomycin, Neomycin, Thyrothricin, Kanamycin, Propylthiouracil, Penicillamin, Phenindione und Carbimazol.

D: Medikamentös-toxische Ageusie
E: *Toxic medicamentous ageusia*

Synonyme: Medikamentös-toxischer Ausfall des Geschmacksinns
Medikamentös-toxische Störung des Geschmacksinns (Teilform)

Verlust bzw. Minderung (Hypogeusie) des Geschmacksvermögens durch Medikamente. In der Regel reversibel. Kann hervorgerufen werden durch Penicillamin, Phenidione, Oxyfedrin, Carbamazepin und – meist nur vorübergehend – durch l-Dopa.

D: Medikamentös-toxische Optikusneuropathie
E: *Toxic neuropathy of optic nerve due to drugs*

Synonyme: Medikamentös-toxische Retrobulbärneuritis (Teilform)
Medikamentös-toxische Sehnervenaffektion (ungenau)
Medikamententoxische Sehstörung (Umgangssprache)
Medikamentös-toxische Neuropathie des Sehnerven

Sehnervenschädigung durch Medikamente, die klinisch je nach Schweregrad und Lokalisation der Schädigung zu Visusverfall und Gesichtsfelddefekten (vor allem Zentralskotom) unterschiedlichen Ausmaßes bis zur Erblindung führen kann. Kennzeichnend ist beidseitiger Befall. Am Fundus kann man im akuten Stadium verwaschene Papillengrenzen und zum Teil streifenförmige Blutungen bei Papillenprominenz, später eine temporale oder totale Abblassung als Folge einer Sehnervenatrophie vorfinden. Die Sehstörungen sind nach Ausschaltung der Intoxikation selbst bei Atrophie besserungsfähig.

Als Ursachen kommen folgende Medikamente in Betracht: Chinin, Chloramphenicol, cis-Platin, Clioquinol, Disulfiram, Emetin, Ethambutol, Goldpräparate, Hydroxychinolin- und Hydroxychinaldinderivate, Isoniazid (INH), MAO-Hemmer, Mutterkornalkaloide, Nitrofurantoin, Optochin, Penicillamin, Vincristin.

Pathologisch-anatomisch handelt es sich entweder um eine primär-toxisch bedingte Demyelinisierung und axonale Schädigung oder um eine sekundäre, oft vaskulär bedingte Degeneration im Verlauf des N. opticus.

D: Subakute Myelo-optico-Neuropathie
E: Subacute myelo-optic neuropathy

Synonyme: SMON
Jodhydroxychinolin-Neuropathie (Teilform)
Clioquinol-Neuropathie (Teilform)

Unter Einnahme von Chlorjodhydroxychinolin auftretendes neurologisches Krankheitsbild. Klinisch akut bis subakut einsetzende, zunächst symmetrisch-sensible →Polyneuropathie mit starken Parästhesien ausschließlich an den unteren Extremitäten. Motorische Lähmungen können bis zur Paraparese der Beine mit spastischen Zeichen, Sehstörungen, vorzugsweise nach Art eines Zentralskotoms, bis zur Erblindung führen.

Diagnostisch wegweisend ist eine gelegentliche Grünfärbung der Zungenschleimhaut, des Harns und Stuhlgangs, die auf der Bildung eines grünen Chelates der Substanz mit dreiwertigem Eisen beruht.

Pathologisch-anatomisch Nervenzelluntergang in den Hinterwurzelganglien vor allem des Brust- und Lumbosakralmarkes, starke absteigende Degeneration der medialen Hinterstränge im Halsmark, Ganglienzellausfälle in den medialen Hintersträngen und spinozerebellare Degeneration. Motorische Vorderhornzellen und periphere Nerven erscheinen weniger deutlich geschädigt; die Muskelatrophie zeigt ein neurogenes Muster. In der Retina werden die Neurone der inneren Ganglienzellage unterschiedlich stark geschädigt. Die Degeneration der Optikusfasern ist distal akzentuiert.

Anmerkung: In Japan ist das Krankheitsbild nach dem Verbot der Substanz als Therapeutikum erheblich zurückgegangen.

D: Medikamentös-toxische Innenohrschwerhörigkeit
E: *Toxic medicamentous labyrinthine deafness*

Innenohrschwerhörigkeit durch Medikamente, die nach Beendigung der Behandlung nur teilweise reversibel ist.

Als potentiell ototoxisch gelten folgende Medikamente: von den Aminoglykosiden das Amikazin, Gentamycin, Kanamycin, Neomycin, Framycetin (Neomycin B), Paromomycin, Sisomycin, Dihydro-Streptomycin, Streptomycin, Tobramycin; von den Arsenpräparaten das Atoxyl, Arsetacin und Salvarsan; ferner das Fenoprofen, Capreomycin, Chinin, Chloroquin, Chloroform, cis-Platin, Furosemid, Goldsalze, Indomethazin, Kaliumjodid, Jodoform, Mechlorethamin, Ethacrynsäure, Ristozetin, Salizylate, Vancomycin und Viomycin.

Pathologisch-anatomisch liegt eine Schädigung der Haarzellen des Corti-Organs und der Ganglienzellen des Ganglion spirale cochleae zugrunde.

D: Medikamentös-toxische Vestibulopathie
E: *Toxic medicamentous neuropathy of the peripheral vestibular nerve*

Synonyme: Medikamentös-toxische Gleichgewichtsstörung
Medikamentös-toxische Vertigo

Störung des peripheren Vestibularapparates durch Medikamente, die sich in systematischem Schwindel und Gleichgewichtsstörungen sowie in peripher-vestibulärer Unter- bis Unerregbarkeit bei der Vestibularisprüfung äußert. Bei langsamer Entwicklung kann die Schädigung klinisch stumm verlaufen und erst bei einer gezielten Vestibularisprüfung entdeckt werden. Reversibilität ist nur partiell möglich und hängt vom Schweregrad der primären Schädigung ab. Gleichgewichtsstörungen werden im Laufe der Zeit durch zentrale Ausgleichsmechanismen kompensiert.

Als potentiell vestibulotoxisch gelten folgende Aminoglykoside: Amikazin, Gentamycin, Kanamycin, Neomycin, Framycetin (Neomycin B), Paromomycin, Sisomycin, Dihydro-Streptomycin, Streptomycin, Tobramycin; ferner Capreomycin, Chloroquin, Furosemid, Isoniazid (INH), Vancomycin und Viomycin.

Pathologisch-anatomisch liegt der Vestibulopathie ein Verlust der Zellen des vestibulären Sinnesepithels zugrunde.

D: Indomethazin-Polyneuropathie
E: *Neuropathy due to indometacin*

Synonym: Indomethazin-Polyneuritis (irreführend)

Sehr seltene, symmetrisch-sensomotorische oder vorwiegend motorische →Polyneuropathie.
Elektroneurographisch Verminderung der Nervenleitgeschwindigkeit.

D: Ergotamin-Polyneuropathie
E: *Neuropathy due to ergotamine*

Synonyme: Mutterkorn-Polyneuropathie
Polyneuropathie bei Ergotismus
Ergotamin-Polyneuritis (irreführend)

Symmetrische sensomotorische →Polyneuropathie, die nach langer und exzessiver Einnahme von Ergotamin auftritt und sich nach Absetzen der Medikation wieder voll zurückbildet. Pathogenetisch wird ein Angiospasmus angenommen.
Pathologisch-anatomisch finden sich Gefäßwandveränderungen.

D: Multiple Neuropathie durch Antikoagulantien
E: *Multiple neuropathy due to anticoagulants*

Synonyme: Multiple Antikoagulantien-Neuropathie
Mononeuropathie durch Antikoagulantien (Teilform)

Funktionsausfall eines oder mehrerer peripherer Nerven nach Blutungen in die Nervenscheide oder in das die Nerven umgebende Gewebe unter Einnahme von Antikoagulantien. Kennzeichnend sind heftige Schmerzen im Beginn. Schlechte Remissionstendenz.

D: Natriumzyanat-Polyneuropathie
E: *Neuropathy due to sodium cyanate*

Synonym: Natriumzyanat-Polyneuritis (irreführend)

Symmetrische sensible oder sensomotorische →Polyneuropathie infolge Behandlung mit Natriumzyanat bei Sichelzellanämie.
　Pathologisch-anatomisch axonale Degeneration und/oder primäre Demyelinisierung.

D: Amphetamin-Polyneuropathie
E: *Neuropathy due to amphetamine*

Synonyme: Amphetamin-Mononeuropathie (Teilform)
Amphetamin-Polyneuritis

Sensible oder sensomotorische Neuropathie vom Typ der → Mononeuropathia multiplex infolge intravenöser Gabe von Amphetamin. Gute Rückbildung nach Absetzen des Medikaments.
Pathologisch-anatomisch Merkmale einer toxisch-allergischen Angiitis (Hypersensitivitäts-Angiitis) mit sekundärer Nervenfaserdegeneration.

D: Disulfiram-Polyneuropathie
E: *Neuropathy due to disulfiram*

Synonyme: Antabus-Polyneuropathie
Disulfiram-Polyneuritis (irreführend)
Antabus-Polyneuritis (irreführend)

Unter langdauernder Einnahme von Disulfiram (meist mehr als 1 g täglich) sich entwickelnde, vorwiegend sensible, z.T. auch motorische → Polyneuropathie, die nach Absetzen des Medikamentes oft nur unvollständige Remission zeigt. Schon zu Beginn quälende Parästhesien an den Füßen und/oder (weniger häufig) an den Händen. Nicht selten Beteiligung des N. opticus (siehe auch medikamentös-toxische Optikusneuropathie).
Leichte Verminderung der motorischen Nervenleitgeschwindigkeit.
Pathologisch-anatomisch distal betonte axonale Degeneration.

D: Perhexilin-Polyneuropathie
E: *Neuropathy due to perhexilene*

Synonyme: Perhexilin-Polyneuroradikulitis (irreführend)
Pexin-Polyneuropathie

Symmetrische, vorwiegend motorische → Polyneuropathie. Anfangs überwiegend Störungen der Oberflächen- und Tiefensensibilität mit starken Parästhesien und gelegentlich brennenden Spontanschmerzen an Händen und Füßen. Bald hinzutretende atrophische Paresen befallen in der Mehrzahl der Fälle die Oberschenkelmuskulatur stärker als die distale Beinmuskulatur. Nach Absetzen der Medikation relativ rasche, wenn auch nicht immer vollständige Rückbildung der Schädigungen.

Die Nervenleitgeschwindigkeit ist oft stark herabgesetzt. Im Liquor fast regelmäßig Gesamteiweißvermehrung.

Pathologisch-anatomisch liegt in der Muskulatur eine neurogene Atrophie, in peripheren Nervenfaserbündeln Abbau bis Verminderung der großkalibrigen, markhaltigen Nervenfasern vor. Ultrastrukturell Schwannzelldegeneration und Axonschädigung mit charakteristischen Anhäufungen lysosomaler Residualkörper verschiedenen Typs.

D: Amiodaron-Polyneuropathie
E: *Neuropathy due to amiodarone*

Synonym: Amiodaron-Myopathie (Teilform)

Unter Langzeitbehandlung beobachtete sensomotorische → Polyneuropathie mit ausgeprägten distalen Muskelatrophien. Lange Rückbildungsdauer.
Pathologisch-anatomisch distal akzentuierter Untergang vorwiegend der dicken markhaltigen Nervenfasern. Histopathologisch ist auch myogene Muskelschädigung mit Anhäufung autophagischer Vakuolen und lysosomaler Residualkörper nachweisbar.

D: Hydralazin-Polyneuropathie
E: *Neuropathy due to hydralazine*

Selten beobachtete, distal akzentuierte, anfangs fast rein sensible, in fortgeschrittenen Stadien symmetrische sensomotorische → Polyneuropathie. Die distalen Hypästhesien können mit brennenden Spontanschmerzen vergesellschaftet sein. Bei schwerer Ausprägung Hinzutreten distaler atrophischer Paresen.

D: Propylthiouracil-Polyneuropathie
E: *Neuropathy due to propylthiouracil*

Synonym: Propylthiouracil-Polyneuritis (irreführend)

Seltene, symmetrische sensible →Polyneuropathie mit im Vordergrund stehenden Parästhesien an den Extremitäten sowie im Trigeminusbereich.

D: Methimazol-Polyneuropathie
E: *Neuropathy due to thiamazole*

Sehr seltene, symmetrische sensilbe →Polyneuropathie mit guter Rückbildung der Symptomatik nach Absetzen der Medikation.

D: Misonidazol-Polyneuropathie
E: *Neuropathy due to misonidazole*

Synonym: 2-Nitroimidazol-Polyneuropathie

Sehr seltene, vorwiegend symmetrisch-sensible, nur ausnahmsweise sensomotorische →Polyneuropathie nach Gabe von Misonidazol. Der Schweregrad ist abhängig vom Zeitraum der Einnahme und der Gesamtdosis und reicht von leichten Störungen bis zu schweren Ausfällen mit meist nur langsamer Rückbildung der Symptomatik nach Absetzen der Medikation.

Die Nervenleitgeschwindigkeit ist leicht bis mäßig verzögert.

Pathologisch-anatomisch primäre distale axonale Degeneration mit zum Teil De- und Remyelinisation, entsprechend einer „Dying-back"-Neuropathie. Ultrastrukturell finden sich Axonschwellung, Vermehrung der Neurofilamente, Verschmälerung und Verlust der Markscheiden.

*Intrathekal applizierte,
wasserlösliche Kontrastmittel*

D: Postmyelographische Arachnopathie
E: *Postmyelographic arachnopathy*

Synonyme: Adhäsive Arachnoiditis (Klinikjargon)
Arachnitis (Klinikjargon)

Selten nach Myelographien auftretende Adhäsion der Nervenwurzeln mit dem Duralsack. Radiologisch scheinbar leerer Subarachnoidalraum und fehlende Nervenwurzeldarstellung. Die Nervenwurzeltaschen sind plump und verkürzt. Klinisch inkonstant radikuläre Schmerzen ohne andere Ursache.

5. Toxisch bedingte Polyneuropathien

f) Intoxikation durch bakterielle Toxine

D: Diphtherie-Polyneuropathie
E: *Diphtheric neuropathy*

Synonyme: Diphtherische Polyneuropathie
Diphtherie-Polyneuritis (irreführend)

→ Polyneuropathie, hervorgerufen durch Exotoxin des *Corynebacterium diphtheriae*. Enge Korrelation zwischen Schweregrad der Diphtherie und Ausprägung der Polyneuropathie.

Bei der Rachen-Diphtherie normierter Verlauf: zunächst Entwicklung eines unteren Hirnnervensyndroms, vor allem mit Gaumensegel- und Schlundmuskelparesen. In schweren Fällen nach Tagen auch oberes Hirnnervensyndrom, vor allem mit sensiblen Störungen um Mund und Nase (Söldersche Linien), Akkommodationslähmung und Fazialisparese. Höhepunkt des unteren und oberen Hirnnervensyndroms um den 45. Krankheitstag. Dauer der Aus- und Rückbildung entsprechen sich zeitlich. Etwa gleichzeitig mit den Hirnnervenausfällen in schweren Fällen Atemmuskellähmungen. Bei Kranken mit unterem und oberem Hirnnervensyndrom meist noch vor dem Höhepunkt der Hirnnervenausfälle Beginn eines symmetrischen Polyneuropathie-Syndroms an den Extremitäten (sogenanntes Tetraplegie-Syndrom). Paresen oft proximal, Sensibilitätsstörungen immer distal betont. Höhepunkt um den 90. Tag; Störung jenseits des 135. Tags meist wieder abgeklungen. Leichte distale Defekte nur bei schweren Verläufen. Kernstück der übrigen Diphtherie-Manifestationen (etwa Wund-Diphtherie) am ehesten Akkommodationslähmung und Tetraplegie-Syndrom.

Im späten Stadium im Liquor oft geringfügige Eiweißvermehrung. Nervenleitgeschwindigkeit erheblich herabgesetzt.

Pathologisch-anatomisch steht die segmentale Entmarkung im Vordergrund.

6. Physikalisch bedingte Neuropathien

D: Strahlen-Neuropathie
E: *Postirradiation neuropathy*

Synonym: Strahlen-Neuritis (irreführend)

Nach Latenzzeit von Monaten bis hin zu Jahren nach Bestrahlung auftretende Ausfälle an Hirnnerven, Arm- und Beinplexus und an den in das Bestrahlungsfeld einbezogenen peripheren Nerven. Ihre Häufigkeit hängt ab von Gesamtdosis, Dosisfraktionierung, Strahlenart, Bestrahlungszeitraum und Feldgröße.

Pathologisch-anatomisch Axon- oder Markscheidenschädigung.

D: Strahlen-Radikulopathie
E: *Postirradiation radiculopathy*

Synonym: Strahlen-Radikulitis (irreführend)

Teil- bzw. Sonderform der →Strahlen-Neuropathie.

D: Neuropathie durch Elektrotrauma
E: *Neuropathy due to electrical trauma*

Synonym: Elektrotraumatische Neuropathie

Bei Blitzschlag und technischen Stromunfällen ohne Gewebszerstörung kann es vorübergehend zu Parästhesien und vasomotorischen Störungen in den durchströmten Hautbezirken kommen. Bei Gewebsverkochung und Verkohlung können durch Miteinbeziehung der peripheren Nerven mittelbar bleibende motorische und sensible Störungen entstehen.

7. Polyneuropathien bei Lebererkrankungen

D: Hepatische Polyneuropathie
E: *Hepatic neuropathy*

Seltene, bei Leberzirrhose nichtalkoholischer Genese auftretende →Polyneuropathie mit vorwiegend symmetrisch-sensiblen, distalen, an den unteren Extremitäten betonten Ausfällen. Häufig ergeben sich Hinweise auf eine Affektion der peripheren Nerven aufgrund elektromyographischer und elektroneurographischer Untersuchungen.
Anmerkung: Die Eigenständigkeit der Entität ist umstritten.

D: Polyneuropathie bei primärer biliärer Zirrhose
E: *Neuropathy with primary biliary cirrhosis*

Synonym: Xanthomatöse Polyneuropathie

Vor allem bei Frauen vorkommende primäre biliäre Zirrhose, bei der im Beginn der Erkrankung sehr selten eine →Polyneuropathie mit in der Regel lediglich symmetrisch-sensiblen Ausfällen und erheblichen motorischen sowie sensiblen Reizerscheinungen auftritt.

Die motorische und sensible Nervenleitgeschwindigkeit ist in der Regel normal oder nur gering gemindert.

Pathologisch-anatomisch Verdickung und Infiltration der peripheren Nerven mit Schaumzellen sowie diskretem Faserverlust.

8. Polyneuropathie bei Niereninsuffizienz

D: Urämische Polyneuropathie
E: Uraemic neuropathy

Synonyme: Nephrogene Polyneuropathie
Renale Polyneuropathie

Bei subakuter bis chronischer Niereninsuffizienz auftretende, anfänglich symmetrisch-sensible, bei weiterem Fortschreiten zusätzlich symmetrisch-paretische → Polyneuropathie mit häufig sensiblen und motorischen Reizerscheinungen im Beginn der Erkrankung. Hirnnervenstörungen fehlen in der Regel.

Im Elektromyogramm typisch neurogenes Muster; die motorische und die sensible Nervenleitgeschwindigkeit sind meist nur leicht bis mäßig gemindert. Die Pathogenese ist noch unklar. Es besteht keine sichere Korrelation zu den üblicherweise gemessenen Retentionswerten wie Serum-Kreatinin und Harnstoff. Eine Remission kann durch Hämodialyse/Hämofiltration erreicht werden. Tritt nach Nierentransplantation nahezu immer ein.

Pathologisch-anatomisch vornehmlich distal betonte axonale Degeneration. Sekundäre segmentale Demyelinisierung kommt vor.

9. Erbliche Polyneuropathien

a) Hereditäre sensible Neuropathien

D: Hereditäre sensible Neuropathie, Typ I
E: Hereditary sensory neuropathy, type I

Synonyme: Hereditäre sensorische Neuropathie, Typ I
HSN Typ I
Hereditäre sensorische und autonome Neuropathie, Typ I
HSAN Typ I
Familiäre symmetrische Gangrän und Atrophie an den Füßen
Familiäre Trophoneurose der unteren Extremitäten
Familiär auftretendes Malum perforans der Füße
Hereditäres perforierendes Ulkus der Füße
Sensible radikuläre Neuropathie
Akrodystrophische Neuropathie
Thévenard-Syndrom
Lumbosakrale Syringomyelie (obsolet)

Dominant autosomal erbliche sensible → Polyneuropathie mit variabler Expressivität, betont an den unteren Extremitäten auftretend. Klinisch gekennzeichnet durch lanzinierende Schmerzen, häufig schmerzlose, schlecht heilende Ulzerationen an den Druckstellen, Hyp- bis Analgesie und Reflexverlust an den unteren Extremitäten. Im Verlauf spontane Mutilationen; oft Amputation erforderlich. Erst spät leichte distale motorische Störungen.

D: Hereditäre sensible Neuropathie, Typ II
E: *Hereditary sensory neuropathy, type II*

Synonyme: Hereditäre sensorische Neuropathie, Typ II
HSN Typ II
Hereditäre sensorische und autonome Neuropathie, Typ II
HSAN Typ II
Morvan-Krankheit
Morvan-Syndrom (II)
Akrodystrophische Neuropathie
Syringomyelie des Kindesalters (obsolet)

Rezessiv autosomal erbliche sensible →Polyneuropathie mit Beginn im Säuglingsalter. Klinisch gekennzeichnet durch distale symmetrische sensible Störungen und Ulzerationen vorwiegend an den Akren. Neben dem Schmerz- und Temperaturempfinden ist auch das Berührungsempfinden deutlich betroffen. Allgemeine Areflexie.

D: Familiäre Dysautonomie
E: *Familial dysautonomia; Riley-Day syndrome*

Synonyme: Hereditäre sensible Neuropathie, Typ III
Hereditäre sensorische Neuropathie, Typ III
HSN Typ III
Hereditäre sensorische und autonome Neuropathie, Typ III
HSAN Typ III
Riley-Day-Syndrom

Rezessiv autosomal erbliche Krankheit mit angeborener autonomer → Polyneuropathie, fast ausschließlich bei Aschkenasim-Juden vorkommend. Klinisch gekennzeichnet durch geringes Geburtsgewicht, schwaches Schreien, vermindert auslösbare Primitivreaktionen (herabgesetzter Moro-Reflex), verzögerte Entwicklung und muskuläre Hypotonie sowie Fehlen der fungiformen Papillen auf der Zunge. Häufig Minderwuchs. Im Kleinkindesalter wird eine Koordinationsstörung deutlich. Weitere Symptome sind Neigung zu Erbrechen und Regurgitation, Hypersalivation, Schluckstörung und zyklisches Erbrechen, später Magen-Darm-Atonie, eventuell Magenulzera. Gehäuft Bronchopneumonie. Keine Bildung von Tränenflüssigkeit; die anästhetische Kornea kann Ulzera zeigen. Emotionsabhängiges Schwitzen und fleckiges Erythem. Blutdruckregulationsstörung mit ausgeprägter orthostatischer Hypotension und Blutdruckspitzen. Temperaturregulationsstörungen mit Fieberattacken. Apnoe-Episoden; relative Schmerzunempfindlichkeit.

Metacholin ruft Tränenfluß, Blutdruckabfall und Tachykardie hervor. Erhöhte Ausscheidung von Homovanillin-Mandelsäure. Verminderung der Dopamin-β-Hydroxylase im Serum.

Pathologisch-anatomisch degenerative Veränderung der Formatio reticularis, der Pons und der Medulla oblongata; Entmarkungsherde meist im lateralen und ventralen Tractus spinothalamicus, der Columna posterior und den spino-cerebellaren Verbindungen. Die Myelinscheiden in den mesencephalen Abschnitten des N. trigeminus können fehlen.

D: Kongenitale sensible Polyneuropathie mit Anhidrose
E: *Congenital insensitivity to pain with anhidrosis*

Synonyme: Hereditäre sensible Neuropathie, Typ IV
Hereditäre sensorische Neuropathie, Typ IV
HSN Typ IV
Hereditäre sensorische und autonome Neuropathie, Typ IV
HSAN Typ IV
Kongenitales Analgesie-Syndrom
Swanson-Syndrom

Rezessiv autosomal erbliche Krankheit, angeboren oder in der frühen Kindheit beginnend. Unempfindlichkeit gegenüber Schmerzreizen bei erhaltenem Berührungsempfinden. Anhidrose und Störung der Thermoregulation bei angelegtem Schweißapparat. Es kommt zu Verletzungen und Frakturen, die schmerzlos sind und häufig, infolge retardierter intellektueller Entwicklung, auch nicht beachtet werden.
Pathologisch-anatomisch Fehlen der kleinen Spinalganglienzellen.

9. Erbliche Polyneuropathien

b) Hereditäre sensomotorische Neuropathien (neurale Muskelatrophien)

D: Dominant erbliche sensomotorische demyelinisierende Neuropathie
E: *Hereditary motor and sensory neuropathy, type I*

Synonyme: Hereditäre motorische sensorische Neuropathie, Typ I
HMSN Typ I
Neurale Muskelatrophie
Peroneale Muskelatrophie
Charcot-Marie-Tooth-Krankheit, hypertrophische Form
Charcot-Marie-Tooth-Hoffmann-Krankheit

Dominant autosomal erbliche Krankheit des peripheren Nervensystems mit chronisch progredientem Verlauf und Symptomen vom symmetrischen distalen Typ einer → Polyneuropathie. Beginnend zwischen dem 1. und 3. Dezennium, bei einigen Fällen auch spätere Manifestation. Leitsymptome sind Areflexie, Verschmächtigung und später auch Parese der Muskeln von Fuß, Unterschenkel (speziell der Fußheber) und Hand sowie eine meist weniger ausgeprägte Störung der sensiblen und (geringer) der autonomen Funktionen. Häufig Hohl-Spreizfuß. Ein Teil der Patienten weist eine tastbare Verdickung der peripheren Nerven auf. Erstmanifestation an den Armen kommt vor.

Die Nervenleitgeschwindigkeit ist deutlich gemindert, zum Teil auch bei klinisch nicht betroffenen Familienmitgliedern.

Pathologisch-anatomisch anfangs segmentale, später diffuse Demyelinisation mit Vermehrung der Schwannzellen und Zwiebelschalenformation sowie zunehmendem Ausfall von Axonen. Beteiligung der Hinterstränge kommt vor. Im Muskel oft überlagernde, sekundäre myopathieartige Veränderungen.

D: Dominant erbliche sensomotorische axonale Neuropathie
E: *Hereditary motor and sensory neuropathy, type II with dominant inheritance*

Synonyme: Hereditäre motorische sensorische Neuropathie, Typ II
HMSN Typ II
Charcot-Marie-Tooth-Krankheit, neuronale Form

Seltene, dominant autosomal erbliche Krankheit mit den klinischen Symptomen der →dominant erblichen sensomotorischen demyelinisierenden Neuropathie. Jedoch ist die Nervenleitgeschwindigkeit kaum oder nicht verzögert. Das Manifestationsalter liegt im 3. bis 4. Dezennium. Die Fuß- und Zehenbeuger sind anfangs stärker, die Handmuskeln geringer betroffen als beim obengenannten Typ. Die gleiche Verteilung gilt für die Sensibilitätsstörungen. Skelettanomalien sind selten.

Pathologisch-anatomisch findet sich eine primäre axonale Degeneration. Zwiebelschalenformationen fehlen.

D: Rezessiv erbliche sensomotorische neurale Neuropathie
E: *Hereditary motor and sensory neuropathy, type II with recessive inheritance*

Synonyme: Hereditäre motorische sensorische Neuropathie, Typ II
HMSN Typ II

Rezessiv autosomal erbliches Krankheitsbild, das klinisch und elektrodiagnostisch der →dominant erblichen sensomotorischen axonalen Neuropathie entspricht, jedoch in durchschnittlich schwererer Ausprägung auftritt.

D: Rezessiv erbliche sensomotorische demyelinisierende Neuropathie
E: *Hereditary motor and sensory neuropathy, type III*

Synonyme: Progressive hypertrophische Neuritis
Déjerine-Sottas-Krankheit
Kindliche hypertrophische Neuropathie
Hereditäre motorische sensorische Neuropathie, Typ III
HMSN Typ III

Rezessiv autosomal erbliche Krankheit mit Schädigung des peripheren Nervensystems vom distalen symmetrischen Typ der → Polyneuropathie. Männer sind doppelt so häufig betroffen wie Frauen. Manifestation im 1. Dezennium. Verlauf meist rasch; häufig frühzeitige Invalidität. Beginn mit Gehstörung und/oder Hohl-Spreizfuß, Atrophie und Schwäche der Beinmuskeln, später der Armmuskeln. Nicht so selten zusätzlich Koordinationsstörungen, mitunter Schmerzen. Tastbare Verdickung der peripheren Nerven und Hirnnervenstörungen kommen vor (I, V, VII, VIII, verschiedene Pupillenstörungen).

Ausgeprägte Minderung der Nervenleitgeschwindigkeit. Nicht selten Eiweißvermehrung im Liquor.

Pathologisch-anatomisch segmentale, später diffuse Demyelinisierung, ausgeprägte Zwiebelschalenformationen und Reduktion der Lamellenzahl der Markscheiden. Histochemisch Verminderung der Zerebroside und Vermehrung der Sulfatide in peripheren Nerven.

Anmerkung: Die Selbständigkeit eines Typs mit Optikusatrophie und eines weiteren mit Retinopathia pigmentosa ist noch nicht gesichert.

D: X-Chromosomal erbliche sensomotorische demyelinisierende Neuropathie
E: Hereditary motor and sensory neuropathy, type I with X-chromosomal inheritance

X-chromosomale sensomotorische Störung des peripheren Nervensystems mit Beginn im 2. Dezennium. Männer sind regelmäßig schwerer betroffen als Frauen. Bei Überträgerinnen kann die klinische Äußerung ganz unterbleiben.

D: Zerebellare Ataxie mit spinaler Myatrophie
E: Hereditary spinocerebellar degeneration with spinal muscular atrophy

Dominant autosomal erbliche Krankheit mit Zeichen der Kleinhirnschädigung (breitbasiger Gang, Intentionstremor, Nystagmus, Dysarthrie) und ausgeprägten Muskelatrophien vom spinalem Typ (Faszikulieren, distale Myatropien und Paresen an Armen und Beinen sowie im Bereich der kaudalen Hirnnerven).

D: Zerebellare Ataxie mit neuraler Myatrophie
E: *Hereditary spinocerebellar degeneration with peroneal muscular atrophy*

Synonym: Myatrophische Ataxie

Rezessiv autosomal erbliche Krankheit mit zerebellaren Symptomen (Armataxie, Rumpfataxie, Intentionstremor, Fehlen der Bewegungsabbremsung, Nystagmus) und peripherer Neuropathie (Areflexie, distale Muskelatrophie, Paresen und Sensibilitätsstörungen), Hohl- und Spreizfußdeformität, Kyphoskoliose, Liquoreiweißvermehrung und verzögerter sensibler und motorischer (!) Nervenleitgeschwindigkeit.

D: Erbliche Synkinesie
E: *Mirror movement*

Synonyme: Spiegelsynkinesien
Bimanuelle Synkinesie
Synkinesia hereditaria

Unregelmäßig dominant erbliche Krankheit mit bilateral synchronem Ablauf der Willkürbewegungen. Männer sind doppelt so häufig betroffen wie Frauen. Die Störung ist von Geburt an vorhanden. Regelmäßig sind die Hände, seltener die Oberarme, nur gelegentlich die Beine betroffen. Die Muskelaktivität der primär nicht bewegten Seite folgt der primär bewegten innerhalb von 20 ms.

Anmerkung: Eine gleichartige Bewegungsstörung, die bei einigen Patienten nur mit der Elektromyographie entdeckt wurde, findet sich bei der Klippel-Feil-Deformität und bei zentral-motorischen Schädigungen.

D: Neurale Muskelatrophie mit essentiellem Tremor
E: *Hereditary motor and sensory neuropathy with tremor*

Synonyme: Dysstasia areflexiva hereditaria
Roussy-Lévy-Syndrom

Seltene, dominant autosomal erbliche Krankheit mit den Symptomen einer neuralen Muskelatrophie bei besonders langsam progredientem Verlauf und Entwicklung eines essentiellen Tremors. Beginn meist in der Kindheit mit leichter Gangataxie. Frühzeitig Areflexie. Nach langer Krankheitsdauer milde Symptome einer vorwiegend motorischen → Polyneuropathie vom symmetrischen distalen Typ. Der essentielle Tremor kann in unterschiedlichen Krankheitsstadien manifest werden. Häufig Hohl-Spreizfuß-Deformität.
Die Nervenleitgeschwindigkeit ist normal oder vermindert.
Anmerkung: 1. Manche Autoren zählen die zerebellaren Symptome dazu.
2. Die nosologische Entität ist umstritten.

9. Erbliche Polyneuropathien

c) Sonstige erbliche Polyneuropathien

D: Angeborene universelle Analgesie
E: *Congenital analgesia*

Synonyme: Schmerzverlust-Syndrom
Kongenitale Analgesie
Angeborene Schmerzunempfindlichkeit
Angeborene universelle Schmerzindifferenz
Kongenitale generalisierte Schmerzindifferenz

Sporadische, mitunter rezessiv autosomal erbliche Krankheit mit Fehlen der Schmerzperzeption der Haut und der inneren Organe. Knaben sind häufiger als Mädchen betroffen. Die Kinder reagieren auf Verletzungen nicht mit Weinen. Autonome Reaktionen auf Schmerzreize fehlen. Ältere haben oft zahlreiche Narben an Fingern, Beinen, Ellenbogen und perioral. Einzelfälle zeigen geringe sonstige Störungen sowie Hypo- oder Anhidrose. Skelettdeformierungen sind Folge häufiger Frakturen.

D: Erbliche Neuropathie mit Neigung zur Drucklähmung
E: *Hereditary neuropathy with liability to pressure palsies*

Synonyme: Tomakulöse Neuropathie
Erbliches Kompressionssyndrom der peripheren Nerven
Familiäre rezidivierende polytope Neuropathie
Familiäre Anfälligkeit gegenüber Druckschädigung peripherer Nerven
„Rübenzieher-Lähmung" (historisch)

Dominant autosomal mit unterschiedlicher Penetranz vererbte Neuropathie. Am häufigsten finden sich Lähmungen des N. peronaeus und N. ulnaris; auch der N. radialis, der Plexus brachialis und der N. medianus können betroffen sein. Schon nach leichter Kompression oder Zerrung des Nervs kommt es zu episodischen Lähmungserscheinungen mit Abnahme des Berührungs- und Schmerzempfindens, die sich nach Wochen bis Monaten wieder normalisieren. Nach häufiger Wiederholung allerdings auch persistierende Ausfälle.

Neurophysiologisch Abnahme der sensiblen und motorischen Nervenleitgeschwindigkeit.

Pathologisch-anatomisch Defizit markhaltiger Nervenfasern, segmentale Demyelinisierung und wurstförmige, segmentale Markscheidenverdikkungen durch Hypermyelinisation („Sausages").

Anhang

D: Riesenaxon-Neuropathie
E: Giant axonal neuropathy

Synonyme: Polyneuropathie mit Riesenaxonen
Riesenaxonopathie

Chronisch-progredient verlaufende, symmetrische sensomotorische →Polyneuropathie, die im frühen Kindesalter beginnt und bevorzugt die unteren Extremitäten befällt. Klinisch anfangs gekennzeichnet durch Muskelhypotonie und -schwäche der unteren Gliedmaßen. Später zunehmende Gangstörungen, fehlende Eigenreflexe, Blickrichtungsnystagmus, Dysarthrie und langsam fortschreitende psychomotorische Regression bei anfangs unauffälliger Intelligenz. Damit einhergehender Visusverfall.

Pathologisch-anatomisch starke Verminderung markhaltiger Nervenfasern bei spärlicher Regeneration und in unregelmäßiger Dichte Riesenaxone. Ultrastrukturell dichtgepackte Mikrofilamente im gesamten Nervensystem.

9. Erbliche Polyneuropathien

d) Polyneuropathien bei erblichen Stoffwechselkrankheiten

D: Amyloid-Polyneuropathie
E: *Amyloid neuropathy*

Synonym: Polyneuropathie bei Amyloidose

Mitbeteiligung des peripheren Nervensystems bei Amyloidosen, die morphologisch durch fibrilläre Proteinniederschläge im extrazellulären Raum verschiedener Organe oder Gewebe gekennzeichnet sind. Die unterschiedlichen Strukturen dieser Fibrillen-Proteine lassen sich wahrscheinlich verschiedenen Amyloid-Formen zuordnen und somit diese differenzieren.

Amyloid-Polyneuropathien werden fast nie bei den sogenannten sekundären Amyloidosen, die sich bei entzündlichen Krankheitsprozessen ausbilden, beobachtet, sondern nur bei den primären Amyloidosen, bei denen eine Grundkrankheit nicht nachweisbar ist. Sie treten sporadisch oder hereditär auf.

Die Amyloid-Polyneuropathie ist eine interstitielle, durch diffuse Amyloideinlagerung im Peri- und Endoneurium bedingte, nichtentzündliche Neuropathie. Befallen werden neben den peripheren Nerven vor allem auch die autonomen und Spinalganglien.

D: Sporadische Amyloid-Polyneuropathie
E: Sporadic amyloid neuropathy

Sporadisch auftretende →Polyneuropathie bei sogenannten primären Amyloidosen vorwiegend bei älteren Menschen. Klinisch sensible Reiz- und Ausfallserscheinungen (Spontanschmerzen, initial dissoziierte Empfindungsstörung), atrophische Paresen und autonome Störungen (orthostatische Hypotonie, gastrointestinale Dysfunktionen, Blasen- oder Mastdarmstörungen sowie frühzeitige Impotenz). Mitunter isoliert Kompressionssyndrom peripherer Nerven. Selten Hirnnervenbeteiligung.

Pathologisch-anatomisch Nachweis von Amyloidablagerungen endoneural, häufig auch perivaskulär.

D: Hereditäre Amyloid-Polyneuropathie
E: *Hereditary amyloid neuropathy*

Synonyme: Amyloid-Polyneuropathie, portugiesischer Typ (Teilform)
Amyloid-Polyneuropathie, Andrade-Typ (Teilform)
Amyloid-Polyneuropathie, Indiana-Typ (Teilform)
Amyloid-Polyneuropathie, Rukavina-Typ (Teilform)
Amyloid-Polyneuropathie, Iowa-Typ (Teilform)
Amyloid-Polyneuropathie, van Allen-Typ (Teilform)
Amyloid-Polyneuropathie, finnischer Typ (Teilform)
Amyloid-Polyneuropathie, Meretoja-Typ (Teilform)

→ Polyneuropathien bei hereditären Amyloidosen, die in der Regel dominant autosomal vererbt werden. Nach dem klinischen Erscheinungsbild lassen sich bisher unterscheiden:
a) portugiesischer Typ (Andrade): symmetrische, an den Beinen betonte Polyneuropathie mit viszeralen Symptomen.
b) Indiana-Typ (Rukavina): an den Armen betonte Polyneuropathie, häufig mit → Karpaltunnel-Syndrom und Glaskörpertrübungen, seltener mit viszeraler Neuropathie.
c) Iowa-Typ (van Allen): diffuse Polyneuropathie mit Nierenbeteiligung (Nephrose).
d) finnischer-Typ (Meretoja): im Hirnnervengebiet betonte Polyneuropathie mit Korneadegeneration.
Manifestationsalter (in der Regel nicht vor dem 20. Lebensjahr) und Verlaufsdynamik sind bei den einzelnen Typen unterschiedlich und können sich anscheinend auch in der Generationenfolge bei einzelnen Familien ändern. Selbst Typenwandel innerhalb einer Familie wurde beobachtet. Meist letaler Ausgang in wenigen Jahren.

D: Polyneuropathie bei A-beta-Lipoproteinämie
E: Neuropathy with beta-lipoprotein deficiency

Synonym: Polyneuropathie bei Bassen-Kornzweig-Syndrom

In früher Kindheit langsam entstehende symmetrische, gemischte, distal betonte → Polyneuropathie bei A-β-Lipoproteinämie.

D: Polyneuropathie bei familiärer Hypo-beta-Lipoproteinämie
E: Neuropathy with familial hypo-beta-lipoproteinaemia

Meist nur diskrete sensomotorische → Polyneuropathie bei familiärer Hypo-β-Lipoproteinämie.

D: Polyneuropathie bei familiärem HDL-Mangel
E: *Neuropathy with familial HDL deficiency (Tangier disease)*

Synonyme: Polyneuropathie bei An-α-Lipoproteinämie
Polyneuropathie bei Tangier-Krankheit

Bei etwa einem Drittel der Fälle mit familiärem High-Density-Lipoprotein-Mangel (Tangier-Krankheit, An-α-Lipoproteinämie) in Adoleszenz oder Erwachsenenalter vorkommende → Polyneuropathie.

Typ I: flüchtige oder rezidivierende, meist asymmetrische, oft subakut entstehende gemischte Polyneuropathie oder isolierte Hirnnervenausfälle. Durchweg normale Nervenleitgeschwindigkeit, gelegentlich isolierter Anstieg distaler Latenzen.

Typ II: allmählich entstehende meist symmetrische, gemischte Polyneuropathie mit Akzentuierung in den unteren Extremitäten, durchweg normale Nervenleitgeschwindigkeit.

Typ III: langsam progrediente symmetrische Polyneuropathie mit Syringomyelie-ähnlichem Verteilungsmuster: Akzentuierung von Atrophien und Paresen an den Armen distal, zunächst hier auch Verlust von Schmerz- und Temperaturempfinden; später globale, gliedförmig verteilte Hypästhesien. Trophische Störungen vorwiegend an den Händen.

Die Muskeleigenreflexe bleiben lange erhalten. Die Nervenleitgeschwindigkeit ist deutlich gemindert.

Pathologisch-anatomisch Lipidvakuolen in Schwannzellen, seltener in Fibroblasten und Perineuralzellen. Unterschiedliche Mischung von segmentaler Entmarkung und axonaler Degeneration. Bei Typ I und II sind vorwiegend große markhaltige, bei Typ III vorwiegend kleine markhaltige und marklose Fasern betroffen.

D: Neuropathie bei Porphyrien
E: *Neuropathy due to porphyrias*

Polyneuropathie-Syndrom bei den dominant autosomal erblichen hepatischen Porphyrien (akute intermittierende Porphyrie, Porphyria variegata, hereditäre Koproporphyrie). Charakteristisch sind die primär motorischen, proximal betonten Störungen – einschließlich der Atemmuskulatur – sowie das ungewöhnliche Verteilungsmuster der sensiblen Ausfälle. Hohes Letalitätsrisiko. Häufig Auslösung durch Medikamente.

D: Heredopathia atactica polyneuritiformis
E: *Refsum's disease*

Synonyme: Refsum-Krankheit
Refsum-Syndrom
Hereditäre sensomotorische Neuropathie, Typ IV
HMSN Typ IV

Rezessiv autosomal erbliche Krankheit, meist im 1. oder 2. Lebensjahrzehnt auftretend, mit Abbaustörung der verzweigten Fettsäuren und Speicherung von Phytansäure infolge Störung der α-Oxidation. Klinisch gekennzeichnet durch Hemeralopie (bei Retinopathia pigmentosa), vorwiegend sensiblem Polyneuropathie-Syndrom und zerebellarer Funktionsstörung. Meist sensoneurale Hörstörung und Kardiomyopathie. Zusätzliche Symptome sind Pupillenstörungen, Linsentrübungen, Anosmien, Skelettmißbildungen und ichthyosiforme Hautveränderungen.

Im Liquor cerebrospinalis deutliche Eiweißvermehrung bei normaler Zellzahl. Elektroneurographisch in der Regel deutliche Verzögerung der Nervenleitgeschwindigkeit.

Pathologisch-anatomisch primäre Demyelinisation.

D: Polyneuropathie bei Angiokeratoma corporis diffusum
E: *Neuropathy with Fabry's disease*

Synonym: Polyneuropathie bei Fabry-Krankheit

Vorwiegend symmetrische sensible →Polyneuropahtie bei Angiokeratoma corporis diffusum (Fabry) mit intensiven Dysästhesien und Schmerzen in den unteren Extremitäten sowie dissoziierten Empfindungsstörungen.

D: Metachromatische Leukodystrophie
E: *Metachromatic leucodystrophy*

Synonyme: Zerebrosidsulfatidose
Sulfatidlipidose
Sulfatidose
Leukodystrophie, Typ Scholz (veraltet)
Greenfield-Krankheit (veraltet)

Autosomal rezessiv erbliche Krankheit mit Fehlen oder Mangel an Arylsulfatase A und dadurch bedingter Speicherung von Galakto-Zerebrosidsulfat in Oligodendroglia und Schwannzellen und entsprechender Demyelinisation. Während die kongenitale, die infantile und die adulte Form genetisch selbständige Typen darstellen, ist die genetische Differenzierung eines juvenilen von einem adulten Typ noch nicht gesichert. Klinisch dominieren Zeichen der zentral- und peripher-nervösen Schädigung.

Kongenitale Form: Die betroffenen Kinder werden mit schwerster Schädigung des Zentralnervensystems geboren und versterben nach Tagen bis Wochen.

Infantile Form: Häufigste Verlaufsform mit Manifestation zwischen dem 1. und 4. Lebensjahr. Es kommt zu hypoton-schlaffen Paresen, Hyporeflexie und zerebellären Symptomen, geistiger Retardierung, schließlich häufig Tetraspastik. Terminal Auftreten bulbärer Symptome, Amaurose mit Optikusatrophie, Hörstörung, eventuell Enthirnungsstarre. Tod nach 1 bis 4 Jahren.

Juvenile Form: Manifestation zwischen dem 4. und 20. Lebensjahr, meist mit progredientem Abbau zerebraler Leistungen oder zerebellären Symptomen, manchmal Hinzutreten extrapyramidaler Symptome. Krankheitsdauer ca. 4 bis 6 Jahre.

Adulte Form: Seltenste Verlaufsform mit Manifestation nach dem 20. Lebensjahr. Langsam progredientes organisches Psychosyndrom mit Übergang in Demenz; später Hinzutreten einer Para- oder Tetraspastik, selten zerebelläre und extrapyramidale Symptome.

Nachweis durch quantitative Bestimmung der Arylsulfatase A.

D: Adrenomyeloneuropathie
E: *Adrenomyeloneuropathy*

Seltene, in der Regel nur im Erwachsenenalter vorkommende Variante der Adrenoleukodystrophie. Klinisch gekennzeichnet durch Nebennierenrindeninsuffizienz und ein langsam progredientes paraspastisches Syndrom mit Blasen- und Mastdarmstörungen und eventuell Zeichen einer sensomotorischen → Polyneuropathie.

Pathologisch-anatomisch pseudosystemische Degeneration der kortikospinalen Bahnen ohne diffuse Marklagerschäden. In den entmarkten Arealen und um die Gefäße Histiozyten mit granulärem oder streifigem Speichermaterial aus Glykolipiden. In den peripheren Nerven Entmarkungs- und Remyelinisationsvorgänge.

D: Cockayne-Syndrom
E: *Cockayne syndrome*

Seltene, rezessiv autosomal vererbte, im Alter von zwei Monaten bis sieben Jahren sich manifestierende Krankheit, die den sudanophilen Leukodystrophien zugeordnet wird. Mitbeteiligung der peripheren Nerven wird an Areflexie und meist deutlich geminderter Nervenleitgeschwindigkeit erkennbar. Weitere kennzeichnende Symptome sind Zwergwuchs, Mikrozephalie, Lichtdermatose, Choreoretinitis mit Erblindung, Ertaubung, zerebellare Funktionsstörung und Demenz.

Pathologisch-anatomisch flächenförmige Entmarkung und Kalkablagerung im Großhirn, Stammganglienverkalkung, Kleinhirnatrophie sowie segmentale Demyelinisation der peripheren Nerven.

D: Zerebro-tendinöse Xanthomatose
E: *Cerebrotendinous xanthomatosis*

Seltene, autosomal rezessiv vererbte, in der Kindheit sich manifestierende Krankheit, bei der es durch eine Störung des Cholesterolmetabolismus zu Ablagerung von Cholestanol in verschiedenen Gewebsanteilen des Körpers kommt. Die Mitbeteiligung der peripheren Nerven wird an leichten Sensibilitätsstörungen und mäßigen elektromyographischen und elektroneurographischen Veränderungen erkennbar. Sonstige kennzeichnende Symptome sind fortschreitende Demenz, zerebellare Funktionsstörungen, Tetraspastik, juvenile Katarakt und Anschwellungen der Sehnen.

D: Polyneuropathie bei primärer Hyperoxalurie
E: *Neuropathy with hyperoxaluria*

Bei wenigen Patienten mit primärer Hyperoxalurie auftretende rasch progredient verlaufende → Polyneuropathie.

Pathologisch-anatomisch Ablagerungen von Kalziumoxalatkristallen in allen Gewebsanteilen.

10. Polyneuropathien bei malignen Krankheiten

D: Paraneoplastische Polyneuropathie
E: *Carcinomatous neuropathy*

Synonym: Karzinomatöse Polyneuropathie

Relativ seltene, manchmal schon vor der Hauptkrankheit manifest werdende Begleiterkrankung des peripheren Nervensystems bei Malignomen (z. B. von Lunge, Magen, Mamma, Kolon, Rektum, Prostata). Klinisch subjektive und objektive Sensibilitätsstörungen, Reflexverlust, motorische Paresen, muskuläre Atrophien, autonome Beteiligung und selten Hirnnervenläsionen.

Syndrome: a) distale sensomotorische Polyneuropathie - meist bei Männern - häufig mit segmentaler Demyelinisierung. Verlaufsformen: subakut - chronisch, akut - Typ Guillain-Barré, remittierende Form.

b) Sensible Polyneuropathie, Typ Denny-Brown, subakut; meist mit axonaler Degeneration.

Pathogenese ungeklärt; virale oder immunologische Hypothese am ehesten wahrscheinlich. Möglicherweise nur Teilmanifestation bei generalisierter paraneoplastischer Beteiligung des Nervensystems: Enzephalopathie, kortikale Kleinhirnatrophie, Myelopathie, Myopathie.

Anmerkung: Abzugrenzen hiervon sind die durch hämatogene Metastasierung und durch infiltratives Wachstum (selten) hervorgerufenen sensomotorischen Polyneuropathien.

D: Polyneuropathie bei malignen Lymphomen
und Hämoblastosen
E: *Neuropathy with malignant lymphomas
and haemoblastosis*

Hirnnervenstörung oder periphere Neuropathie durch Infiltration oder als paraneoplastisches Syndrom. Bei ersterem Pathomechanismus finden sich häufig →Mononeuropathien oder →Polyneuropathien vom Multiplex-Typ, bei letzterem manifestiert sich die Polyneuropathie analog zur →paraneoplastischen Polyneuropathie, wobei Hirnnervenausfälle extrem selten sind.

D: Polyneuropathie bei monoklonalen Gammopathien
E: *Neuropathy with monoclonal gammopathies*

Synonyme: Polyneuropathie bei Paraproteinämien
Polyneuropathie bei Kryoglobulinämie (Teilform)
Polyneuropathie bei Kälteagglutininkrankheit (Teilform)
Polyneuropathie bei Makroglobulinämie (Teilform)
Polyneuropathie bei multiplem Myelom (Teilform)
Polyneuropathie bei Schwerkettenkrankheit (Teilform)

→ Polyneuropathie vom sensomotorischen, initial häufig vom sensiblen Typ, mit distal symmetrischer oder asymmetrischer Verteilung und chronischem Verlauf, verursacht durch monoklonale Immunglobuline aus der IgG oder IgM-Gruppe sowie Leicht- oder Schwerkettenglobuline. Die Nervenveränderungen entstehen entweder durch direkte Antikörperbindung an myelinspezifisches Antigen oder vaskulär durch Änderung der Gefäßwandpermeabilität bzw. Blutviskosität. Als Grundkrankheiten lassen sich unterscheiden:
1. Primäre monoklonale Gammopathien, z. B.:
 - Plasmozytom mit vorwiegend osteoklastischen Knochenherden,
 - Plasmozytom mit vorwiegend osteoblastischen Knochenherden,
 - Makroglobulinämie Waldenström (malignes Lymphom vom lymphoplasmozytischen Typ, Immunozytom),
 - chronische idiopathische Kälteagglutininkrankheit (Kryogobulinämie),
 - Schwerkettenkrankheit.
2. Sekundäre monoklonale Gammopathien bei Amyloidosen, malignen Non-Hodgkin-Lymphomen, Karzinomen, Autoimmunopathien, Leberzirrhosen, chronischen Entzündungen, Speicherkrankheiten (Morbus Gaucher) und Hautkrankheiten (z. B. Pyoderma gangraenosum).
3. Benigne monoklonale Gammopathien.

Pathologisch-anatomisch in wechselndem Ausmaß und Verhältnis axonale Degeneration und Zeichen chronischer De- und Remyelinisierung mit diskreten hypertrophischen Veränderungen (Schwannzellproliferation). Auch entzündliche lymphozytäre Infiltrate der Vasa nervorum kommen vor. Für die Polyneuropathie bei der Kryoglobulinämie wird ursächlich auch eine ischämische Komponente durch intravaskuläre Kryoglobulinablagerungen diskutiert.

IV. TUMOREN DES PERIPHEREN NERVENSYSTEMS

D: Neurinom
E: *Neurilemmoma*

Synonyme: Schwannom
Neurilemmom
Neurolemmom

Tumor des peripheren Nervengewebes, der sich histogenetisch von Schwannzellen ableitet; die Beteiligung neoplastischer Perineuralzellen wird diskutiert. Vorzugslokalisationen sind der N. acusticus sowie die Dorsalwurzeln der Spinalnerven. Patienten im mittleren Lebensalter sind am häufigsten betroffen. Es handelt sich um umschriebene Tumoren, die von einer bindegewebigen Kapsel umgeben sind, über der sich häufig Ausläufer des entsprechenden Nerven nachweisen lassen. Von der WHO als Grad I („benigne") eingestuft.

Histopathologisch dominieren spindelzellige Elemente, die in Strömen und Wirbeln angeordnet sind (Antoni A), vielfach mit Palisaden-Stellung der Kerne. Daneben finden sich faserarme, retikuläre Partien (Antoni B), oft mit regressiver Verfettung.

D: Anaplastisches Neurinom
E: *Anaplastic neurilemmoma*

Synonyme: Anaplastisches Schwannom
Anaplastisches Neurilemmom
Anaplastisches Neurolemmom

Maligne Variante des → Neurinoms in der Regel bei Patienten mit Neurofibromatose v. Recklinghausen. Charakterisiert durch rasches Wachstum, vielfach mit Infiltration benachbarter Strukturen. Gelegentlich Fernmetastasen. Von der WHO als Grad III („maligne") eingestuft.
   Histopathologisch Entdifferenzierung mit Verlust der typischen Architekturen sowie starker Zunahme der mitotischen Aktivität.

D: Anaplastisches Neurinom mit rhabdomyoblastischer Differenzierung
E: *Anaplastic neurilemmoma with rhabdomyoblastic differentiation*

Synonym: Maligner Triton-Tumor

Sehr seltene Kombination eines → anaplastischen Neurinoms mit einem Rhabdomyosarkom. Vorkommen und biologisches Verhalten entsprechen dem anaplastischen Neurinom. Es ist bisher nicht sicher entschieden, ob es sich um einen Schwannzelltumor mit mesenchymaler Differenzierung handelt oder ob sich die unterschiedlichen Tumorkomponenten aus einer gemeinsamen multipotenten Vorläuferzelle entwickeln.
   Histopathologisch charakterisiert durch Rhabdomyoblasten mit Ausbildung quergestreifter Muskelfasern in einem anaplastischen Neurinom.

D: Neurofibrom
E: *Neurofibroma*

Synonyme: Plexiformes Neurofibrom (Teilform)
Diffuses Neurofibrom (Teilform)

Gutartiger Tumor des peripheren Nervengewebes, der aus neoplastischen Schwannzellen und Fibroblasten aufgebaut ist. Häufigstes Vorkommen im Rahmen der Neurofibromatose v. Recklinghausen. Neben umschriebenen Neurofibromen sieht man beim Morbus Recklinghausen oft eine fusiforme Auftreibung peripherer Nerven (plexiformes Neurofibrom) oder ein diffuses intradermales Wachstum (diffuses Neurofibrom). Von der WHO als Grad I („benigne") eingestuft. Seltene Melanin-haltige Varianten sind bekannt.
 Histopathologisch lassen sich zwei weitere Subtypen unterscheiden: 1. Pseudotastkörperchen-Neurofibrom mit Ausbildung Meissner'scher Tastkörper-Strukturen, 2. epitheloides Neurofibrom.

D: Anaplastisches Neurofibrom
E: *Anaplastic neurofibroma*

Synonyme: Neurofibrosarkom
Neurogenes Sarkom
Nervenscheidenmesenchymom

Anaplastische Variante des → Neurofibroms im Rahmen der Neurofibromatose v. Recklinghausen. Diffuse Infiltration der peripheren Nerven und angrenzender Strukturen. Von der WHO als Grad III-IV („maligne") eingestuft. Seltene Melanin-haltige Varianten sind beschrieben.

Histopathologisch ist das Bild gekennzeichnet durch eine maligne Transformation der mesodermalen Tumorkomponente mit Übergang in ein Sarkom.

D: Neuromuskuläres Hamartom
E: *Neuromuscular hamartoma*

Synonym: Benigner Triton-Tumor

Sehr seltene, meist multinoduläre Fehlbildung des peripheren Nervensystems. Fibröse Verdickung des perineuralen Gewebes mit Einschluß von differenzierter Skelettmuskulatur und Nervenfaszikeln in einer gemeinsamen Nervenscheide.

Alphabetischer Index englischer Begriffe

Adrenomyeloneuropathy, 249
Ageusia, toxic medicamentous, 194
Amblyopia, alcoholic, 160
Amyloid neuropathy, 240
  hereditary, 242
  sporadic, 241
Amyotrophy, neuralgic, 114
Analgesia, congenital, 234
Anaesthesia, dolorific, 13
Anosmia, toxic medicamentous, 194
Arachnopathy, postmyelographic, 208

Brachial paraesthesia during sleep, 77
Brachial plexus,
  lesion of the medial cord of the, 57
  lesion of the lateral cord of the, 57
  lesion of the posterior cord of the, 56
Burning feet disease, 133
Burning feet syndrome, 7

Carotid sinus, hypersensitive, 25
Carpal tunnel syndrome, 76
Caudal radicular syndrome, 48
Claudicatio intermittens spinalis, 53
Cockayne syndrome, 249
Collet-Sicard syndrome, 27
Congenital insensitivity to pain
  with anhidrosis, 223

Deafness, labyrinthine, toxic
  medicamentous, 197
Degeneration, hereditary spinocerebellar,
  with peroneal muscular atrophy, 231
  with spinal muscular atrophy, 230
Disease,
  burning feet, 133
  Fabry's, 247
  Refsum's, 246
  Tangier, 244
Dysautonomia, familial, 222

Elsberg syndrome, 114
Encephaloneuropathy due to procarbazine, 188

Fabry's disease, 247
Facial myokymia, 20
Fisher's syndrome, 111

Garcin's syndrome, 28
Glossodynia, 32
Gradenigo's syndrome, 18

Hamartoma, neuromuscular, 259
Hawes-Pallister-Lancor's syndrome, 132
Hemifacial spasm, 20
Horner's syndrome, 11

Injury, obstetric, of lower extremity
  with lesion of n. ischiadicus, 94

Kofferath's syndrome, 64

Lesion of
  brachial plexus,
    due to pressure from above, 58
    lateral cord, 57
    medial cord, 57
    obstetric, 58
    posterior cord, 56
  cervical roots, 42
  femoral nerve, 87
    lower, 88
    r. infrapatellaris, 89
    upper, 87
  intercostal nerves, 82
  lumbosacral plexus, 82
    due to compression, 83
  lumbosacral roots, 45
  n. abducens, 36
  n. accessorius, 40
  n. axillaris, 67

Lesion of
  n. cutaneus femoris lateralis, 86
  n. cutaneus femoris posterior, 88
  n. dorsalis scapulae, 64
  n. facialis, 37
  n. femoralis, 87
    lower, 88
    r. infrapatellaris, 89
    upper, 87
  n. genitofemoralis, 85
  n. glossopharyngeus, 38
  n. glutaeus inferior, 91
  n. glutaeus superior, 90
  n. hypoglossus, 40
  n. iliohypogastricus, 84
  n. ilioinguinalis, 84
  n. intercostalis, 82
    r. cutanei anteriores, 54
    r. cutanei medialis, 54
    r. dorsalis, 53
  n. interosseus anterior, 75
  n. laryngeus recurrens, 39
  n. medianus, 73
    lower, 74
    middle, 74
    upper, 73
  n. medianus and n. ulnaris, combined, 81
  n. musculocutaneus, 68
  n. obturatorius, 90
  n. oculomotorius, 35
  n. olfactorius, 34
  n. opticus, 34
  n. pectoralis, 67
  n. pelvicus, 85
  n. peronaeus, 95
    profundus, 96
    superficialis, 95
  n. phrenicus, 63
  n. pudendus, 83
  n. radialis, 68
    delayed, 70
    lower, 70
    middle, 69
    r. profundus, delayed, 71
    r. superficialis, 72
    upper, 69
  n. saphenus, 89
  n. subscapularis, 65
  n. suprascapularis, 65
  n. thoracicus longus, 66
  n. thoracodorsalis, 66
  n. tibialis, 97
  n. trigeminus, 36
  n. trochlearis, 35
  n. ulnaris, 77
    lower, 80
    middle, 79
    upper, 78
  n. vagus, 39
  n. vestibulocochlearis, 38
  peripheral nerves, 2
  plexus, 54
    lower brachial, 56
    upper brachial, 55
  r. infrapatellaris of the femoral nerve, 89
  r. profundus n. radialis, delayed, 71
  r. superficialis n. radialis, 72
  sciatic nerve, 92
    lower, 93
    upper, 93
  thoracic roots, 45
Leucodystrophy, metachromatic, 248

Meningo-myelo-radiculopathy due to subarachnoid anaesthesia, 168
Meningoneuritis due to Borrelia, 106
Mirror movement, 231
Mononeuropathia multiplex, 4
Mononeuropathy, 2
Morton's neuroma, 98
Myelopathy, cervical, 52
Myokymia, facial, 20
Myoneuropathy due to emetine, 190

Nerve palsy, tardy ulnar, 81
Neuralgia,
  glossopharyngeal, 23
  trigeminal, 12
  Vail's, of the vidian nerve, 16
Neuralgia of
  ganglion geniculi, 21
  ganglion pterygopalatinum, 15
  intercostal nerves, 29
  n. auriculotemporalis, 17
  n. laryngeus superior, 26
  n. nasociliaris, 14
  occipital region, 28
  the plexus tympanicus, 24
  the vidian nerve, 16
Neurilemmoma, 256

anaplastic, 257
　with rhabdomyoblastic
　　differentiation, 257
Neuritis
　after vaccination, 113
　due to herpes simplex virus, 102
　due to varicella zoster virus, 102
　with AIDS, 103
　with leprosy, 104
　retrobulbar, of n. opticus, 10
Neurofibroma, 258
　anaplastic, 259
Neuroma, Morton's, 98
Neuropathy, 3
　alcoholic, 161
　amyloid, 240
　　hereditary, 242
　　sporadic, 241
　angiopathic, 118
　arsenic, 152
　carcinomatous, 252
　diabetic, 126
　diphtheric, 210
　disseminated, after coma, 122
　following regional anaesthesia, 169
　giant axonal, 238
　hepatic, 216
　hereditary motor and sensory
　　type I, 226
　　type I with X-chromosomal inheritance, 230
　　type II with dominant inheritance, 227
　　type II with recessive inheritance, 228
　　type III, 229
　　with tremor, 232
　hereditary sensory
　　type I, 220
　　type II, 221
　hereditary with liability to pressure palsies, 235
　in acromegaly, 124
　in hyperthyroidism, 124
　in hypothyroidism, 125
　ischaemic, 120
　multiple, due to anticoagulants, 200
　myelo-optic, subacute, 196
　of n. opticus due to methyl-alcohol, 140
　postirradiation, 212

　toxic medicamentous, of the peripheral vestibular nerve, 198
　toxic, of optic nerve due to drugs, 195
　uraemic, 218
Neuropathy due to
　acrylamide, 148
　amiodarone, 203
　amitriptyline, 175
　amphetamine, 201
　antibiotics, 178
　arsenic, 152
　bariumpolysulfide, 152
　beriberi, 131
　carbon disulphide, 140
　carbon tetrachloride, 143
　chloramphenicol, 180
　chlormethine, 191
　chlorobiphenyl, 145
　chloroiodoquinolinol, 180
　chloroquine, 186
　chlorprothixene, 174
　cis-dichlorodiamine platinum(II), 189
　cytarabine, 187
　dactinomycin, 192
　dapsone, 184
　derivates of dinitrophenol, 154
　diamidines, 181
　dichlorobenzene, 148
　dichlorodiphenyltrichlorethane, 153
　dichlorophenoxy acetic acid, 156
　dieldrin, 153
　dimethylaminopropionitrile, 150
　diphenylhydantoin, 172
　disulfiram, 201
　electrical trauma, 213
　ergotamine, 199
　ethambutol, 183
　ethionamide, 184
　ethoglucid, 190
　ethylene oxide, 149
　furaltadone, 186
　furazolidone, 185
　gentamycin, 181
　glutethimide, 164
　gold salts, 136
　hexacarbon, 142
　hydralazine, 203
　hydrazine, 146
　imipramine, 174
　indometacin, 199

Neuropathy due to
 isoniazid, 183
 lead, 136
 lithium, 176
 malabsorption, 130
 malnutrition, 130
 melphalan, 191
 mercurium, 137
 methaqualone, 164
 metronidazole, 182
 misonidazole, 205
 monobromomethane, 155
 monochloromethane, 145
 nialamide, 175
 nitrofurantoin, 185
 nitrous oxide, 169
 organophosphates, 155
 pellagra, 132
 penicillin, 182
 pentachlorophenol, 156
 perhexilene, 202
 petrol, 141
 porphyria, 245
 propylthiouracil, 204
 to sodium cyanate, 200
 sulfonamide, 179
 tetrachloroethane, 143
 tetrachloroethylene, 144
 thalidomide, 165
 thallium, 157
 thiamazole, 204
 trichlorethylene, 144
 triorthocresylphosphate, 147
 vidarabin phosphate, 187
 vinblastine, 189
 vincristine, 188
Neuropathy with
 avitaminosis, 131
 beta-lipoprotein deficiency, 243
 chronic atrophic acrodermatitis
  Herxheimer, 106
 Fabry's disease, 247
 familial HDL deficiency, 244
 familial hypo-beta-lipoproteinaemia, 243
 hyperoxaluria, 250
 inflammatory vascular diseases, 119
 malignant lymphomas and haemoblastosis, 253
 Melkersson-Rosenthal syndrome,
  116
 monoclonal gammopathies, 254
 multiple endocrine neoplasia
  type II b, 125
 parasitic diseases, 108
 primary biliaric cirrhosis, 216
 sarcoidosis, 116

Obstetric injury, of lower extremity
 with lesion of n. ischiadicus, 94
Obstetric lesion of brachial plexus, 58

Pain,
 congenital insensitivity to - with
  anhidrosis, 223
 temporomandibular joint, 18
Pandysautonomia, pure, 112
Paraesthesia, brachial, during sleep, 77
Paralysis,
 cyclic oculomotor, 10
 of n. digitalis dorsalis I due to
  compression, 72
 of sciatic nerve trunk due to compression, 94
Paresis due to injection, 100
Periarthritis
 coxae, 86
 scapulohumeral, 60
Plexus lesion, 54
 brachial, 55
 lower brachial, 56
 upper brachial, 55
Polyneuritis, 5
 idiopathic,
  acute, 110
  chronic, 111
 metainfective, 113
 serogenetic, 112
Polyneuropathia cranialis, 6
Polyradiculitis, 5
Polyradiculoneuritis, 6
Prolaps of intervertebral disk, 49
 cervical, 50
 lumbal, 51
 thoracic, 50
Pseudospondylolisthesis, 52
Pure pandysautonomia, 112

Radicular syndrome
 C3/C4, 42
 C5, 43
 C6, 43

C7, 44
C8, 44
L1/L2, 46
L3, 46
L4, 47
L5, 47
S1, 48
Radiculopathy, postirradiation, 212
Raeder's syndrome, 13
Ramsay-Hunt syndrome, 19
Refsum's disease, 246
Restless legs syndrome, 7
Riley-Day syndrome, 222

Scapulohumeral periarthritis, 60
SMON, 196
Spasm, hemifacial, 20
Syndrome,
  burning feet, 7
  carpal tunnel, 76
  caudal radicular, 48
  cervical, 51
  cervicobrachial, 59
  Cockayne, 249
  Collet-Sicard, 27
  costoclavicular, 62
  Elsberg, 114
  Fisher's, 111
  Garcin's, 28
  Gradenigo's, 18
  Hawes-Pallister-Lancor's, 132
  Horner's, 11
  hyperabduction, 63
  Kofferath's, 64
  of jugular foramen, 26
  of the processus styloideus, 24
  pseudoradicular, 49
  radicular,
    C3/C4, 42

C5, 43
C6, 43
C7, 44
C8, 44
L1/L2, 46
L3, 46
L4, 47
L5, 47
S1, 48
  Raeder's, 13
  Ramsay-Hunt, 19
  restless legs, 7
  Riley-Day, 222
  scalenus, 62
  scapulocostal, 59
  supinator, 71
  tarsal tunnel
    medial, 97
    ventral, 96
  thoracic outlet, 61
  thoracic rib, 61
  Tolosa-Hunt, 19
  Vernet's, 27
Synkinesia, postregeneration, 21

Tangier disease, 244
Tardy ulnar nerve palsy, 81
Tarsal tunnel syndrome,
  medial, 97
  ventral, 96
Temporomandibular joint pain, 18
Thoracic outlet syndrome, 61
Thoracic rib syndrome, 61
Tolosa-Hunt syndrome, 19

Vernet's syndrome, 27
Vestibulopathy, acute, peripheral, 22

Xanthomatosis, cerebrotendinous, 250

Alphabetischer Index deutscher Begriffe

(Schreibweise der Vorzugsbezeichnungen in Versalien; Synonyme in Groß-Klein-Schreibung, nicht erwünschte und obsolete Begriffe in eckigen Klammern)

A-BETA-LIPOPROTEINÄMIE,
  POLYNEUROPATHIE BEI -, 243
Abduktor-Opponens-Atrophie, 76
ACRYLAMID-POLYNEURO-
  PATHIE, 148
ADRENOMYELONEUROPATHIE,
  249
Adson-Syndrom, 61
ÄTHYLENOXID-POLYNEURO-
  PATHIE, 149
Äthylentetrachlorid-Polyneuropathie,
  143
AGEUSIE,
  l-Dopa-, 194
  MEDIKAMENTÖS-TOXISCHE,
  194
  Oxyfedrin-, 194
  Penicillamin-, 194
  Phenindion-, 194
  Tetrachloräthan-, 143

AIDS,
  POLYNEURITRIS BEI -, 103
AKROMEGALIE,
  POLYNEUROPATHIE BEI -, 124
Akroparästhesie, idiopathische, 77
ALKOHOL-
  AMBLYOPIE, 160
  POLYNEUROPATHIE, 161
  Tabak-Amblyopie, 160
Amblyopia alcoholica, 160
AMBLYOPIE,
  ALKOHOL-, 160
  Alkohol-Tabak-, 160
  alkohol-toxische, 160
  Methanol-, 140
  Methylalkohol-, 140
Amblyopsie siehe AMPLYOPIE
Amikazin-
  Innenohrschwerhörigkeit, 197
  Vestibulopathie, 198

AMIODARON-
  Myopathie, 203
  POLYNEUROPATHIE, 203
AMITRIPTYLIN-POLYNEURO-
  PATHIE, 175
AMPHETAMIN-
  Mononeuropathie, 201
  POLYNEUROPATHIE, 201
AMYLOID-POLYNEUROPATHIE,
  240
  Andrade-Typ, 242
  finnischer Typ, 242
  HEREDITÄRE, 242
  Indiana-Typ, 242
  Iowa-Typ, 242
  Meretoja-Typ, 242
  portugiesischer Typ, 242
  Rukavina-Typ, 242
  SPORADISCHE, 241
  van Allen-Typ, 242
Amyloidose,
  Polyneuropathie bei -, 240
AMYOTROPHIE,
  diabetische, 126
  NEURALGISCHE, 114
  Parsonage-Turner, neuralgische, 114
  Polyneuropathie bei -, 244
ANAESTHESIA DOLOROSA, 13
ANALGESIE,
  ANGEBORENE, UNIVERSELLE,
  234
  kongenitale, 234
  -Syndrom, kongenitales, 223
An-α-Lipoproteinämie, 244
Anfälligkeit, familiäre, gegenüber Druck-
  schädigung peripherer Nerven, 235
Angiitiden,
  Polyneuropathie bei -, 119
ANGIOKERATOMA CORPORIS
DIFFUSUM,
  POLYNEUROPATHIE BEI -, 247

ANOSMIE,
  Carbimazol-, 194
  Dihydro-Streptomycin-, 194
  durch Medikamente, 194
  Kanamycin-, 194
  MEDIKAMENTÖS-TOXISCHE, 194
  Neomycin-, 194
  Penicillamin-, 194
  Phenindion-, 194
  Propylthiouracil-, 194
  Streptomycin-, 194
  Thyrothricin-, 194
Antabus-Polyneuropathie, 201
ANTIBIOTIKA-POLYNEURO-
  PATHIE, 178
Antikoagulantien-Neuropathie,
  multiple, 200
Anxietas tibiarum, 7
Apiol-Polyneuropathie, 147
Arachnitis, 208
Arachnoiditis, adhäsive, 208
ARACHNOPATHIE,
  nach Spinalanästhesie, 168
  POSTMYELOGRAPHISCHE, 208
ARMPLEXUS-LÄSION, 55
  DURCH DRUCK VON OBEN, 58
  GEBURTSTRAUMATISCHE, 58
  OBERE, 55
  UNTERE, 56
Armplexus-Neuropathie, idiopathische,
  114
Arrestanten-Lähmung, 72
ARSEN-
  Hypogeusie, 152
  Hyposmie, 152
  POLYNEUROPATHIE, 152
Arsetacin-Innenohrschwerhörigkeit, 197
Arteriitis temporalis,
  Polyneuropathie bei -, 119
Arthralgie, Kiefergelenk-, 18
Arthrosis, temporo-mandibuläre, 18
ATAXIE,
  myatrophische, 231
  ZEREBELLARE, MIT
    NEURALER MYATROPHIE, 231
    SPINALER MYATROPHIE, 230
Atoxyl-Innenohrschwerhörigkeit, 197
Atrophie, Abduktor-Opponens-, 76
Aurothioglukose-Polyneuropathie, 136
Ausfall des Geruchsinns, medikamentös-
  toxischer, 194

Ausfall des Geschmacksinns, medikamentös-toxischer, 194
Axenfeld-Schürenberg-Syndrom, 10

Baillarger-Frey-Syndrom, 17
Bandscheibenprolaps, 49
Bandscheibenprotrusio, 49
BANDSCHEIBENVORFALL, 49
  LUMBALER, 51
  THORAKALER, 50
  ZERVIKALER, 50
BARIUMPOLYSULFID-POLY-
  NEUROPATHIE, 152
Bartheken-Lähmung, 69
Bassen-Kornzweig-Syndrom,
  Polyneuropathie bei -, 243
Befall, parasitischer, des peripheren
  Nervensystems, 108
Begleitmyopathie, Vincristin-, 188
Begleitpolyneuritis bei HIV-Infektion,
  103
BEINPLEXUS-LÄSION, 82
  DURCH DRUCK, 83
BENZIN-POLYNEUROPATHIE, 141
BERIBERI-POLYNEUROPATHIE,
  131
Bernard-Horner-Syndrom, 11
Bernhardt-Lähmung, 86
Binapacryl-Polyneuropathie, 154
Bing-Horton-Syndrom, 15
BLEI-
  Lähmung, 136
  POLYNEUROPATHIE, 136
BORRELIEN-MENINGOPOLY-
  NEURITIS, 106
BRACHIALGIA PARAESTHETICA
  NOCTURNA, 77
Brachialgia statica paraesthetica
  Wartenberg, 77
Bratkartoffel-Polyneuropathie, 147
BURNING-FEET-
  KRANKHEIT, 133
  SYNDROM, 7, 161
Butyl-DNP-Polyneuropathie, 154

Capreomycin-
  Innenohrschwerhörigkeit, 197
  Vestibulopathie, 198
Carbimazol-Anosmie, 194
Carotis-Sinus,
  hypersensitiver, 25

-Reflex, 25
-Syndrom, 25
Cauda-equina-Syndrom, 48
CAUDA-SYNDROM, 48, 168
Cervical-Syndrom, 51
  mittleres, 51
  oberes, 51
  unteres, 51
Cervicobrachialgie, 59
Cervikale Myelopathie, 52
Cervikobrachiales Syndrom, 59
Charcot-Marie-Tooth-Hoffmann-Krankheit, 226
  hypertrophische Form, 226
  neuronale Form, 227
Charcot-Weiss-Baker-Syndrom, 25
Charlin-Neuralgie, 14
Cheiralgia paraesthetica, 72
Chinin-
  Optikusneuropathie, 195
  Innenohrschwerhörigkeit, 197
Chiralgia paraesthetica, 72
CHLORAMPHENICOL-
  Optikusneuropathie, 180, 195
  POLYNEUROPATHIE, 180
CHLORJODHYDROXYCHINOLIN-POLYNEUROPATHIE, 180
Chlormethan-Polyneuropathie, 145
Chloroform-Innenohrschwerhörigkeit, 197
CHLOROQUIN-
  Innenohrschwerhörigkeit, 197
  Neuromyopathie, 186
  POLYNEUROPATHIE, 186
  Vestibulopathie, 198
CHLORPROTHIXEN-POLYNEUROPATHIE, 174
Churg-Strauss-Syndrom,
  Polyneuropathie bei -, 119
cis-PLATIN-
  Innenohrschwerhörigkeit, 197
  Optikusneuropathie, 195
  POLYNEUROPATHIE, 189
Claude-Bernard-Syndrom, 11
Claudicatio intermittens, 120
CLAUDICATIO INTERMITTENS SPINALIS, 53
Clioquinol-
  Neuropathie, 196
  Optikusneuropathie, 195
  Polyneuropathie, 180

Clivus-Kanten-Syndrom, 35
Clont-Polyneuropathie, 182
COCKAYNE-SYNDROM, 249
Collet-Sicard-Syndrom, 23, 27
Contergan-Polyneuropathie, 165
Cooper-Syndrom, 61
Coote-Hunauld-Syndrom, 61
COSTEN-SYNDROM, 18
Cyclohexan-Polyneuropathie, 142
CYTARABIN-POLYNEUROPATHIE, 187
C3/C4-WURZELLÄSION, 42
C5-WURZELLÄSION, 43
C6-WURZELLÄSION, 43
C7-WURZELLÄSION, 44
C8-WURZELLÄSION, 44

DACTINOMYCIN-NEUROPATHIE, 192
DAPSON-POLYNEUROPATHIE, 184
DDT-Polyneuropathie, 153
Deafferenzierungsschmerz, 13
Defekt-Syndrom, Trikresylphosphat-, 147
Déjerine-Klumpke-Lähmung, 56
Déjerine-Sottas-Krankheit, 229
Dessin-Polyneuropathie, 154
Diaminodichlor-cis-Platin(II)-Polyneuropathie, 189
Diaphragma-Paralyse, einseitige,
  nach Zangengeburt, 64
  geburtstraumatische, 64
DICHLORBENZOL-POLYNEUROPATHIE, 148
Dichlorodiamino-cis-Platin(II)-Polyneuropathie, 189
DICHLOR-DIPHENYL-TRICHLOR-ÄTHAN-POLYNEUROPATHIE, 153
DICHLORPHENOXYESSIGSÄURE-POLYNEUROPATHIE, 156
DIELDRIN-INTOXIKATION, 153
Dihydro-Streptomycin-
  Anosmie, 194
  Innenohrschwerhörigkeit, 197
  Vestibulopathie, 198
DIMETHYLAMINOPROPIONITRIL-POLYNEUROPATHIE, 150
Dinitrophenol-Polyneuropathie, 154
Dinobuton-Polyneuropathie, 154
Dinocap-Polyneuropathie, 154
Dinoseb-Polyneuropathie, 154

Dinoterb-Polyneuropathie, 154
Diphenylhydantoin-Polyneuropathie, 172
DIPHTHERIE-POLYNEUROPATHIE, 210
DISULFIRAM-
Optikusneuropathie, 195, 201
POLYNEUROPATHIE, 201
DMAPN-
Myeloneuropathie, 150
Polyneuropathie, 150
DNOC-Polyneuropathie, 154
Doriden-Polyneuropathie, 164
Dorsalgia paraesthetica, 53
2,4-D-Polyneuropathie, 156
Drucklähmung, 235
Druckläsion, Beinplexus-, 83
DRUCKPARESE
DES ISCHIADICUSSTAMMES, 94
DES N. DIGITALIS DORSALIS I, 72
Ulnaris- beim Bettlägrigen, 79
Duchenne-Erb-Lähmung, 55
Dysästhesie der Arme, 77
DYSAUTONOMIE, FAMILIÄRE, 222
Dysstasia areflexiva hereditaria, 232

Elsberg-Syndrom, 45, 114
EMETIN-
MYONEUROPATHIE, 190
Optikusneuropathie, 195
Engpaß-Syndrom, 71, 84-86, 96, 97
Entbindungslähmung, 83
ENZEPHALONEUROPATHIE, PROCARBAZIN-, 188
Epodyl-Neuropathie, 190
Erb-Lähmung, 55
ERGOTAMIN-POLYNEUROPATHIE, 199
Erkrankung, parasitische, des peripheren Nervensystems, 108
Ethacrynsäure-Innenohrschwerhörigkeit, 197
ETHAMBUTOL-
Optikusneuropathie, 183, 195
POLYNEUROPATHIE, 183
ETHIONAMID-POLYNEUROPATHIE, 184
ETHOGLUCID-NEUROPATHIE, 190
Ethylentetrachlorid-Polyneuropathie, 143

Fabry-Krankheit,
Polyneuropathie bei -, 247
Falconer-Wedell-Syndrom, 62
FAZIALIS-
Lähmung e frigore, 37
idiopathische, 37
otogene, 37
rheumatische, 37
MYOKYMIE, 20
Parese,
geburtstraumatische, 37
kryptogenetische, 37
Synkinesie, 20, 21
Tic, 20
Fehlregeneration peripherer Nerven, 21
Fenoprofen-Innenohrschwerhörigkeit, 197
Fesselungs-Lähmung, 72, 74, 80
FISHER-SYNDROM, 111
Fissura-orbitalis-superior-Syndrom, 19
FORAMEN-JUGULARE-SYNDROM, 26
Framycetin-
Innenohrschwerhörigkeit, 197
Vestibulopathie, 198
Frey-Syndrom, 17
Furadantin-Polyneuropathie, 185
FURALTADON-POLYNEUROPATHIE, 186
FURAZOLIDON-POLYNEUROPATHIE, 185
Furosemid-
Innenohrschwerhörigkeit, 197
Vestibulopathie, 198

GAMMOPATHIEN, MONOKLONALE, POLYNEUROPATHIE BEI -, 254
GANGLION-GENICULI-NEURALGIE, 21
Ganglion-sphenopalatinum-Syndrom, 15
Gangrän und Atrophie an den Füßen, familiäre, symmetrische, 220
GARCIN-SYNDROM, 28
Geburtslähmung des Plexus lumbosacralis, 82
GENTAMYCIN-
Innenohrschwerhörigkeit, 197
POLYNEUROPATHIE, 181
Vestibulopathie, 198

Geruchsstörung, medikamentös-
toxische, 194
Geschmacksschwitzen, 17
Geschmacksstörung, medikamentös-
toxische, 194
Gleichgewichtsstörung, medikamentös-
toxische, 198
GLOSSODYNIE, 32
GLOSSOPHARYNGEUS-
NEURALGIE, 23
GLUTETHIMID-POLYNEURO-
PATHIE, 164
GOLD-
Optikusneuropathie, 136
POLYNEUROPATHIE, 136
Innenohrschwerhörigkeit, 197
Gonyalgia paraesthetica, 89
Gradenigo-Raeder-Syndrom, 13
GRADENIGO-SYNDROM, 18
Greenfield-Krankheit, 248
Guillain-Barré-Syndrom, 110

Halbbasis-Syndrom, 28
HALSRIPPEN-SYNDROM, 61
HAMARTOM, NEUROMUSKULÄ-
RES, 259
Hemispasmus facialis, 20
HEREDOPATHIA ATACTICA
POLYNEURITIFORMIS, 246
HERPES-SIMPLEX-VIRUS-
POLYNEURITIS, 102
Herpes zoster ophthalmicus, 13
Herpes zoster oticus, 19
HEXACARBON-POLYNEURO-
PATHIE, 142
Hexan-Polyneuropathie, 142
HIGH-DENSITY-LIPOPROTEIN-
MANGEL,
POLYNEUROPATHIE BEI -, 244
Hirnnervenpolyneuropathie, 6
Hirnnervensyndrom,
oberes, 210
unteres, 210
HMSN
mit Optikusatrophie, 229
mit Retinopathia pigmentosa, 229
Typ I, 226
Typ II, 227, 228
Typ III, 229
Typ IV, 246
HORNER-SYNDROM, 11, 13, 56

Howship-Romberg-Syndrom, 90
HSAN
Typ I, 220
Typ II, 221
Typ III, 222
Typ IV, 223
HSN
Typ I, 220
Typ II, 221
Typ III, 222
Typ IV, 223
Hutchinson-Syndrom, 11
Hydantoin-Polyneuropathie, 172
HYDRALAZIN-POLYNEURO-
PATHIE, 203
HYDRAZIN-POLYNEUROPATHIE,
146
Hydroxychinolin-Optikusneuropathie,
195
HYPERABDUKTIONSSYNDROM,
63
Hyperelevationssyndrom, 63
HYPEROXALURIE,
POLYNEUROPATHIE BEI PRIMÄ-
RER -, 250
Hypersensitivitäts-Angiitis, 201
Polyneuropathie bei -, 119
HYPERTHYREOSE,
POLYNEUROPATHIE BEI -, 124
HYPO-BETA-LIPOPROTEINÄMIE,
POLYNEUROPATHIE BEI FAMI-
LIÄRER -, 243
Hypogeusie, (siehe auch Ageusie)
Arsen-, 152
Tetrachloräthan-, 143
Hyposmie, (siehe auch ANOSMIE)
Arsen-, 152
medikamentös-toxische, 194
HYPOTHYREOSE,
POLYNEUROPATHIE BEI -, 125

Ilioinguinalis-Syndrom, 84
IMIPRAMIN-POLYNEUROPATHIE,
174
Impingement-Syndrom, 60
Incisura-scapulae-Syndrom, 65
INDOMETHAZIN-
Innenohrschwerhörigkeit, 197
POLYNEUROPATHIE, 199
Infestation, parasitische, des peripheren
Nervensystems, 108

INH-
 Optikusneuropathie, 195
 Polyneuropathie, 183
INNENOHRSCHWERHÖRIGKEIT,
 Amikazin-, 197
 Arsetacin-, 197
 Atoxyl-, 197
 Capreomycin-, 197
 Chinin-, 197
 Chloroform-, 197
 Chloroquin-, 197
 cis-Platin-, 197
 Dihydro-Streptomycin-, 197
 Ethacrynsäure-, 197
 Fenoprofen-, 197
 Framycetin-, 197
 Furosemid-, 197
 Gentamycin-, 197
 Goldsalz-, 197
 Indomethazin-, 197
 Jodoform-, 197
 Kaliumjodid-, 197
 Kanamycin-, 197
 Mechlorethamin-, 197
 MEDIKAMENTÖS-TOXISCHE, 197
 Neomycin-, 197
 Paromomycin-, 197
 cis-Platin-, 197
 Ristozetin-, 197
 Salizylat-, 197
 Salvarsan-, 197
 Sisomycin-, 197
 Streptomycin-, 197
 Tobramycin-, 197
 Vancomycin-, 197
 Viomycin-, 197
INTERKOSTALNERVEN-LÄSION, 82
INTERKOSTAL-NEURALGIE, 29
Intermedius-Neuralgie, 21
Ischias-Syndrom, 45
Ischiolumbalgie, 45
ISONIAZID-
 Optikusneuropathie, 195
 POLYNEUROPATHIE, 183
 Vestibulopathie, 198

Jodchlorhydroxychinolin-Polyneuropathie, 180, 196
Jodoform-Innenohrschwerhörigkeit, 197

Kälteagglutininkrankheit,
 Polyneuropathie bei -, 254
Kaliumjodid-Innenohrschwerhörigkeit, 197
Kanamycin-
 Anosmie, 194
 Innenohrschwerhörigkeit, 197
 Vestibulopathie, 198
KAROTIS-SINUS-SYNDROM, HYPERSENSITIVES, 25
KARPALTUNNEL-SYNDROM, 76, 124, 125, 241
Kauda siehe CAUDA
Kiefergelenkarthralgie, 18
Kiloh-Nevin-Syndrom, 75
Klumpke-Lähmung, 56
Kofferath-Syndrom, 63, 64
Kollagenosen,
 Polyneuropathie bei -, 119
Koma-Polyneuropathie, 122
Kompression
 im Korakopektoralraum, 63
 im Kostoklavikularspalt, 62
 in der Skalenuslücke, 62
KOMPRESSIONSSYNDROM
DER OBEREN THORAXÖFFNUNG, 61
 erbliches, der peripheren Nerven, 235
 kostoklavikuläres, 62
 oberes, 61
 Schultergürtel-, 61
Korakopektoralis-Syndrom, 63
Korsett-Neuralgie, 86
Kostobrachial-Syndrom, 62
KOSTOKLAVIKULAR-SYNDROM, 62
KRANKHEIT,
 Bernhardt-, 86
 BURNING-FEET-, 133
 Charcot-Marie-Tooth-Hoffmann-, 226
  hypertrophische Form, 226
  neuronale Form, 227
 Déjerine-Sottas-, 229
 Fabry-, 247
 Greenfield-, 248
 Morvan-, 221
 Refsum-, 246
 Schuhmacher-, 142
 Takayasu-, 25
 Tangier-, 244

Krücken-Lähmung, 69
Kryoglobulinämie,
  Polyneuropathie bei -, 254
LÄHMUNG,
  Arrestanten-, 72
  Bartheken-, 69
  Bellsche, 37
  Bernhardt-, 86
  Blei-, 136
  Déjerine-Klumpke-, 56
  Druck-, 235
  Duchenne-Erb-, 55
  Entbindungs-, 83
  Erb-, 55
  Fazialis-,
    e frigore, 37
    geburtstraumatische, 37
    idiopathische, 37
    kryptogenetische, 37
    otogene, 37
    rheumatische, 37
  Fesselungs-, 72, 74, 80
  Geburts- des Plexus lumbosacralis, 82
  Klumpke-, 56
  Narkose-, 68
  N. facialis-, 19
  N. RADIALIS-SPÄT-, 70
  N. ULNARIS-SPÄT-, 81
  Okulomotorius-, zyklische, 10
  paratrigeminale, 13
  Parkbank-, 68, 69
  Phrenicus-, geburtstraumatische, 64
  Radfahrer-, 80
  Radialis-Spät-, 68
  Rucksack-, 58
  Rübenzieher-, 94, 235
  Schlaf-, 68
  SPÄT- DES R. PROFUNDUS
  N. RADIALIS, 71
  SPRITZEN-, 100
    des N. glutaeus superior, 100
    des N. ischiadicus, 100
    des N. medianus, 100
  Steinträger-, 58
  Tiergarten-, 69
  Tornister-, 58
LÄSION,
  ARMPLEXUS-, 55
    DURCH DRUCK VON OBEN, 58
    GEBURTSTRAUMATISCHE, 58
    OBERE, 55
    UNTERE, 56
  BEINPLEXUS-, 82
  DURCH DRUCK, 83
  C3/C4-WURZEL-, 42
  C5-WURZEL-, 43
  C6-WURZEL-, 43
  C7-WURZEL-, 44
  C8-WURZEL-, 44
  der Nn. intercostales, 82
  DES DORSALEN ARMPLEXUS-FASZIKELS, 56
  DES LATERALEN ARMPLEXUS-FASZIKELS, 57
  DES MEDIALEN ARMPLEXUS-FASZIKELS, 57
  DES R. SUPERFICIALIS
  N. RADIALIS, 72
  INTERKOSTALNERVEN-, 82
  Krücken-, 69
  L1/L2-WURZEL-, 46
  L3-WURZEL-, 46
  L4-WURZEL-, 47
  L5-WURZEL-, 47
  N. ABDUCENS-, 36
  N. ACCESSORIUS-, 40
  N. acusticus-, 38
  N. AXILLARIS-, 67
  N. CUTANEUS-FEMORIS-
    LATERALIS-, 86
    POSTERIOR-, 88
  N. DORSALIS-SCAPULAE-, 64
  N. FACIALIS-, 37
  N. FEMORALIS-, 87
    OBERE, 87
    UNTERE, 88
  N. fibularis-
    communis-, 95
    profundus-, 96
    superficialis-, 95
  N. GENITOFEMORALIS-, 85
  N. GLOSSOPHARYNGEUS-, 38
  N. GLUTAEUS-
    INFERIOR-, 91
    SUPERIOR-, 90
  N. HYPOGLOSSUS-, 40
  N. ILIOHYPOGASTRICUS-, 84
  N. ILIOINGUINALIS-, 84
  N. intercostalis-, 82
    r. cutanei-anteriores, 54

LÄSION, (Forts.)
N. intercostalis-, (Forts.)
  r. cutanei-mediales, 54
  r. dorsalis, 53
N. INTEROSSEUS-ANTERIOR-, 75
N. ISCHIADICUS-, 92
  GEBURTSTRAUMATISCHE, 94
  OBERE, 93
  UNTERE, 93
N. laryngeus-recurrens-, 39
N. lingualis-, 37
N. MEDIANUS-, 73
  im Ellenbogengelenk, 73
  MITTLERE, 74
  OBERE, 73
  UNTERE, 74
N.-MEDIANUS-N.-ULNARIS-, KOMBINIERTE, 81
N. MUSCULOCUTANEUS-, 68
N. OBTURATORIUS-, 90
N. OCULOMOTORIUS-, 35
N. OLFACTORIUS-, 34
N. OPTICUS-, 34
N. PECTORALIS-, 67
N. PELVICUS-, 85
N. PERONAEUS-, 95
  PROFUNDUS-, 96
  SUPERFICIALIS-, 95
N. PHRENICUS-, 63
N. PUDENDUS-, 83
N. RADIALIS-, 68
  in der Axilla, 69
  MITTLERE, 69
  OBERE, 69
  UNTERE, 70
N. RECURRENS-, 39
N. SAPHENUS-, 89
N. stapedius-, 37
N. statoacusticus-, 38
N. SUBSCAPULARIS-, 65
N. SUPRASCAPULARIS-, 65
N. THORACICUS-LONGUS-, 66
N. THORACODORSALIS-, 66
N. TIBIALIS-, 97
N. TRIGEMINUS-, 36
N. TROCHLEARIS-, 35
N. ULNARIS-, 77
  MITTLERE, 79
  OBERE, 78
  UNTERE, 80
N. VAGUS-, 39

N. vestibularis-, 38
N. VESTIBULOCOCHLEARIS-, 38
PERIPHERER NERVEN, 2
Plexus-lumbosacralis-, 82
  geburtstraumatische, 82
R. CUTANEI-ANTERIORES-, 54
R. cutanei-mediales-, 54
R. DORSALES-, 53
R.-infrapatellaris-N.-femoralis-, 89
Rumpfnerven-, 82
S1-WURZEL, 48
thorakaler Nerven, 82
WURZEL-,
  THORAKALE, 45
  ZERVIKALE, 42
l-Dopa-Ageusie, 194
LACHGAS-POLYNEUROPATHIE, 169
Landry-Guillain-Barré-Syndrom, 110
Landry-Paralyse, 110
l-Dopa-Ageusie, 194
Lepra-Polyneuritis, 104
LEUKODYSTROPHIE, METACHROMATISCHE, 248
  Typ Greenfield, 248
  Typ Scholz, 248
LITHIUM-POLYNEUROPATHIE, 176
Lumboischalgie, 45
Lupus erythematodes disseminatus, Polyneuropathie bei -, 119
Luxation des N.ulnaris, 79
L1/L2-WURZELLÄSION, 46
L3-WURZELLÄSION, 46
L4-WURZELLÄSION, 47
L5-WURZELLÄSION, 47

Makroglobulinämie, Polyneuropathie bei -, 254
MALABSORPTIONS-POLYNEUROPATHIE, 130
MALNUTRITIONS-POLYNEUROPATHIE, 130
Malum perforans der Füße, familiär auftretendes, 220
Mandibulargelenk-Syndrom, 18
MAO-Hemmer-Optikusneuropathie, 195
Mechlorethamin-Innenohrschwerhörigkeit, 197
Medinoterbazetat-Polyneuropathie, 154

Meissner-Tastkörper-Neurofibrom, 258
MELKERSSON-ROSENTHAL-
SYNDROM,
  NEUROPATHIE BEI -, 116
MELPHALAN-NEUROPATHIE, 191
MENINGO-MYELO-RADIKULO-
PATHIE
  NACH SPINALANÄSTHESIE, 168
MENINGOPOLYNEURITIS,
  BORRELIEN-, 106
  Typ Bannwarth, 106
Meningopolyradikulitis, 5
Meralgia paraesthetica, 86
Mesenchymom, Nervenscheiden-, 259
METATARSALGIE, MORTON-, 98
Methanol-
  Amblyopie, 140
  Opticusneuropathie, 140
METHAQUALON-POLYNEURO-
PATHIE, 164
METHIMAZOL-POLYNEURO-
PATHIE, 204
METHYLALKOHOL-
  Amblyopie, 140
  OPTICUSNEUROPATHIE, 140
Methylbromid-Polyneuropathie, 155
Methylchlorid-Polyneuropathie, 145
Methyl-Cyclohexan-Polyneuropathie, 142
Methyl-DNP-Polyneuropathie, 154
METRONIDAZOL-POLYNEURO-
PATHIE, 182
Miller-Fisher-Syndrom, 111
MISONIDAZOL-POLYNEURO-
PATHIE, 205
Mitbewegung, pathologische, 21
MONOBROMMETHAN-POLY-
NEUROPATHIE, 155
MONOCHLORMETHAN-POLY-
NEUROPATHIE, 145
Mononeuritis durch Sulfonamide, 179
Mononeuritis multiplex, 4, 5, 186
MONONEUROPATHIA MULTI-
PLEX, 4, 182
MONONEUROPATHIE, 2
  Amphetamin-, 201
  durch Antikoagulantien, 200
  Sulfonamid-, 179
MORTON-METATARSALGIE, 98
Morton-Neuralgie, 98
Morvan-Syndrom (II), 221

Multiples Myelom,
  Polyneuropathie bei -, 254
Multiplex-Neuropathie, 4
MUSKELATROPHIE,
  NEURALE, 226
    MIT ESSENTIELLEM TREMOR, 232
  peroneale, 226
M. rectus-abdominis-Syndrom, 54
Mutterkornalkaloid-Optikusneuro-
pathie, 195
Mutterkorn-Polyneuropathie, 199
MYATROPHIE,
  ZEREBELLARE ATAXIE MIT
  NEURALER -, 231
  ZEREBELLARE ATAXIE MIT
  SPINALER -, 230
Myelom, multiples,
  Polyneuropathie bei -, 254
MYELONEUROPATHIE,
  ADRENO-, 249
  DMAPN-, 150
MYELO-OPTICO-NEUROPATHIE,
SUBAKUTE, 196
MYELOPATHIE, ZERVIKALE, 52
MYOKYMIE, FAZIALIS-, 20
MYONEUROPATHIE, EMETIN-, 190
Myopathie,
  Amiodaron-, 203
  Begleit- durch Vincristin, 188
Myxödem-Polyneuropathie, 125

Naffziger-Syndrom, 61
Narkose-Lähmung, 68
NASOCILIARIS-NEURALGIE, 14
Natriumgold(III)thiomalat-Polyneuro-
pathie, 136
Natriumgold(III)thiosulfat-Polyneuro-
pathie, 136
NATRIUMZYANAT-POLYNEURO-
PATHIE, 200
Natulan-Polyneuropathie, 188
Neomycin-
  Anosmie, 194
  Innenohrschwerhörigkeit, 197
  Vestibulopathie, 198
Neoplasie, multiple endokrine, Typ II b, 125
Neoteben-Polyneuropathie, 183
Nervenscheidenmesenchymom, 259
N. ABDUCENS-LÄSION, 36

N. ACCESSORIUS-LÄSION, 40
N. acusticus-Läsion, 38
N. auriculotemporalis-Neuralgie, 17
N. AXILLARIS-LÄSION, 67
N. CUTANEUS-FEMORIS-
  LATERALIS-LÄSION, 86
  POSTERIOR-LÄSION, 88
N. DORSALIS-SCAPULAE-LÄSION, 64
N. facialis-Lähmung,
  idiopathische, 37
  otogene, 37
  rheumatische, 37
N. FACIALIS-LÄSION, 37
N. facialis-Parese, 19
  geburtstraumatische, 37
  kryptogenetische, 37
N. FEMORALIS-LÄSION, 87
  OBERE, 87
  UNTERE, 88
N. fibularis-
  communis-Läsion, 95
  profundus-Läsion, 96
  superficialis-Läsion, 95
N. GENITOFEMORALIS-LÄSION, 85
N. GLOSSOPHARYNGEUS-
  LÄSION, 38
  Neuralgie, 23
N. GLUTAEUS-
  INFERIOR-LÄSION, 91
  SUPERIOR-LÄSION, 90
N. HYPOGLOSSUS-LÄSION, 40
N. ILIOHYPOGASTRICUS-LÄSION, 84
N. ILIOINGUINALIS-LÄSION, 84
N. intercostalis-
  Läsion, 82
  Neuralgie, 29
N. intermedius-Neuralgie, 21
N. INTEROSSEUS-ANTERIOR-
  LÄSION, 75
N. ISCHIADICUS-LÄSION, 92
  GEBURTSTRAUMATISCHE, 94
  OBERE, 93
  UNTERE, 93
N. laryngeus-recurrens-Läsion, 39
N. laryngeus-superior-Neuralgie, 26
N. lingualis-Läsion, 37
N. MEDIANUS-LÄSION, 73
  im Ellenbogengelenk, 73
  MITTLERE, 74
  OBERE, 73
  UNTERE, 74
N. MEDIANUS-N.ULNARIS-
  LÄSION, KOMBINIERTE, 81
N. MUSCULOCUTANEUS-LÄSION, 68
N. OBTURATORIUS-LÄSION, 90
N. obturatorius-Neuralgie, 90
N. OCULOMOTORIUS-
  LÄSION, 35
  PARESE, ZYKLISCHE, 10
N. OLFACTORIUS-LÄSION, 34
N. OPTICUS-
  LÄSION, 34
  NEURITIS, RETROBULBÄRE, 10
N. PECTORALIS-LÄSION, 67
N. PELVICUS-LÄSION, 85
N. PERONAEUS-LÄSION, 95
  im Ellenbogengelenk, 73
  MITTLERE, 74
N. PERONAEUS-PROFUNDUS-
  LÄSION, 96
N. PERONAEUS-SUPERFICIALIS-
  LÄSION, 95
N. petrosus-major-Neuralgie, 16
N. PHRENICUS-LÄSION, 63
  geburtstraumatische, 64
N. PUDENDUS-
  LÄSION, 83
  Neuralgie, 83
N. RADIALIS-LÄSION, 68
  in der Axilla, 69
  MITTLERE, 69
  OBERE, 69
  UNTERE, 70
N. RADIALIS-SPÄTLÄHMUNG, 70
N. RECURRENS-LÄSION, 39
N. SAPHENUS-
  LÄSION, 89
  Neuropathie, 89
N. spermaticus-Neuralgie, 85
N. stapedius-Läsion, 37
N. statoacusticus-Läsion, 38
N. SUBSCAPULARIS-LÄSION, 65
N. SUPRASCAPULARIS-LÄSION, 65
N. THORACICUS-LONGUS-
  LÄSION, 66
N. THORACODORSALIS-LÄSION, 66
N. TIBIALIS-LÄSION, 97

N. TRIGEMINUS-LÄSION, 36
N. TROCHLEARIS-LÄSION, 35
N. ULNARIS-LÄSION, 77
  MITTLERE, 79
  OBERE, 78
  UNTERE, 80
N. ULNARIS-SPÄTLÄHMUNG, 81
N. VAGUS-LÄSION, 39
N. vestibularis-Läsion, 38
N. VESTIBULOCOCHLEARIS-LÄSION, 38
Neuralgia major, 12
Neuralgia paraesthetica Wartenberg, 77
NEURALGIE,
  Charlin-, 14
  DES GANGLION PTERYGOPALATINUM, 15
  sphenopalatinum, 15
  des N. auriculotemporalis, 17
  DES N. LARYNGEUS SUPERIOR, 26
  des N. nasociliaris, 14
  des N. petrosus major, 16
  GANGLION-GENICULI-, 21
  GLOSSOPHARYNGEUS-, 23
  INTERKOSTAL-, 29
  Intermedius-, 21
  Korsett-, 86
  Morton-, 98
  NASOCILIARIS-, 14
  N. auriculotemporalis-, 17
  N. glossopharyngeus-, 23
  N. intercostales-, 29
  N. intermedius-, 21
  N. laryngeus-superior-, 26
  N. obturatorius-, 90
  N. petrosus-major-, 16
  N. pudendus-, 83
  N. spermaticus-, 85
  Obturatorius-, 90
  [OKZIPITAL-], 28
  PLEXUS-TYMPANICUS-, 24
  Pudendus-, 83
  Quintus-, 12
  Sluder-, 15
  Spermatikus-, 85
  TRIGEMINUS-, 12
  Videanus-, 15, 16
  VIDIANUS-, 16
  Ziliaris-, 14
  Zoster-, 102
NEURALGISCHE AMYOTROPHIE, 114
Neurilemmom, 256
  anaplastisches, 257
NEURINOM, 256
  ANAPLASTISCHES, 257
  MIT RHABDOMYOBLASTISCHER DIFFERENZIERUNG, 257
NEURITIS siehe auch NEUROPATHIE
NEURITIS,
  Alkohol-, 161
  caudae equinae, 114
  Herpes-simplex-Virus-, 102
  hypertrophische, progressive, 229
  interdigitale, lokale, 98
  N. cutanei-femoris-lateralis-, 86
  optica retrobulbaris, 10
  periphere, durch Sulfonamide, 179
  Polyradikulo-
    Guillain-Barré-Strohl, 110
  progressive, hypertrophische, 229
  Retrobulbär-, 10
  Rübenzieher-, 94, 235
  Schwerpunkt-, 4
    Lhermitte-Typ, 112
    Radialis-Typ, 112
  Strahlen-, 212
  VARICELLA-ZOSTER-VIRUS-, 102
  Zoster-ophthalmicus-, 102
  Zoster-oticus-, 102
NEUROFIBROM, 258
  ANAPLASTISCHES, 259
  diffuses, 258
  epitheloides, 258
  Meissner-Tastkörper-, 258
  melanotisches, 259
  plexiformes, 258
  Pseudotastkörperchen-, 258
Neurofibrosarkom, 259
Neurolemmom, 256
  anaplastisches, 257
Neurom,
  plantares, 98
  sklerosierendes, 98
Neuromyopathie,
  Chloroquin-, 186
  Vinblastin-, 189
  Vincristin-, 188
Neuronitis vestibularis, 22
Neuronopathia vestibularis, 22
NEUROPATHIA PATELLAE, 89

NEUROPATHIE,
ADRENOMYELO-, 249
akrodystrophische, 220, 221
alkohol-toxische, retrobulbäre, 160
ANGIOPATHISCHE, 118
Antikoagulantien-, multiple, 200
Armplexus-, idiopathische, 114
autonome, diabetische, 126
AXONALE, DOMINANT ERBLICHE, SENSOMOTORISCHE, 227
BEI AKRODERMATITIS CHRONICA ATROPHICANS HERXHEIMER, 106
BEI MELKERSSON-ROSENTHAL-SYNDROM, 116
BEI PARASITOSEN, 108
BEI PORPHYRIEN, 245
BEI SARKOIDOSE, 116
Clioquinol-, 196
DACTINOMYCIN-, 192
DEMYELINISIERENDE, SENSOMOTORISCHE,
 DOMINANT ERBLICHE, 226
 REZESSIV ERBLICHE, 229
 X-CHROMOSOMAL ERBLICHE, 230
des Sehnerven, medikamentös-toxische, 195
diabetische, 126
DISSEMINIERTE, NACH KOMA, 122
DOMINANT ERBLICHE, SENSOMOTORISCHE,
 AXONALE, 227
 DEMYELINISIERENDE, 226
DURCH ELEKTROTRAUMA, 213
DURCH NICHTENTZÜNDLICHE GEFÄSSKRANKHEITEN, 120
elektrotraumatische, 213
Epodyl-, 190
ERBLICHE, MIT NEIGUNG ZUR DRUCKLÄHMUNG, 235
ETHOGLUCID-, 190
familiäre, rezidivierende polytope, 235
hereditäre,
 motorische, sensorische,
  Typ I, 226
  Typ II, 227-228
  Typ III, 229
  Typ IV, 246

 sensorische und autonome,
  Typ I, 220
  Typ II, 221
  Typ III, 222
  Typ IV, 223
hypertrophische, kindliche, 229
ischämische, 120
Jodhydroxychinolin-, 196
Lepra-, 104
MELPHALAN-, 191
Mono- durch Antikoagulantien, 200
MULTIPLE, DURCH ANTIKOAGULANTIEN, 200
Multiplex-, 4
MYELO-OPTICO-, SUBAKUTE, 196
NACH REGIONALANÄSTHESIE, 169
NEURALE, REZESSIV ERBLICHE, SENSOMOTORISCHE, 228
N. saphenus-, 89
OPTIKUS-, MEDIKAMENTÖS-TOXISCHE, 195
Polyradikulo- Guillain-Barré, 110
radikuläre, sensible, 220
retrobulbäre, alkohol-toxische, 160
REZESSIV ERBLICHE, SENSOMOTORISCHE,
 DEMYELINISIERENDE, 229
 NEURALE, 228
RIESENAXON-, 238
Saphenus-, 89
Schnüffler-, 142
SENSIBLE, HEREDITÄRE,
 TYP I, 220
 TYP II, 221
 Typ III, 222
 Typ IV, 223
SENSOMOTORISCHE,
 AXONALE, DOMINANT ERBLICHE, 227
 DEMYELINISIERENDE,
  DOMINANT ERBLICHE, 226
  REZESSIV ERBLICHE, 229
 NEURALE,
  REZESSIV ERBLICHE, 228
sensorische, hereditäre.
 Typ I, 220
 Typ II, 221
 Typ III, 222
 Typ IV, 223

STICKSTOFF-LOST-, 191
STRAHLEN-, 212
tomakulöse, 235
vaskuläre, 118
X-CHROMOSOMAL ERBLICHE,
DEMYELINISIERENDE SENSO-
MOTORISCHE, 230
NIALAMID-POLYNEUROPATHIE,
175
NITROFURANTOIN-
Optikusneuropathie, 195
POLYNEUROPATHIE, 185
2-Nitroimidazol-Polyneuropathie, 205
5-Nitroimidazol-Polyneuropathie, 182
Notalgia paraesthetica, 53

Obturatorius-Neuralgie, 90
[OKZIPITAL-NEURALGIE], 28
Ophthalmoplegie,
schmerzhafte, 19
Vincristin-, 188
OPTIKUSNEUROPATHIE,
Chinin-, 195
Chloramphenicol-, 180, 195
cis-Platin-, 195
Clioquinol-, 195
Disulfiram-, 195, 201
Emetin-, 195
Ethambutol-, 183, 195
Gold-, 136
Hydroxychinolin-, 195
INH-, 195
Isoniazid-, 195
MAO-Hemmer-, 195
MEDIKAMENTÖS-TOXISCHE,
195
Methanol-, 140
METHYLALKOHOL-, 140
Mutterkornalkaloid-, 195
Nitrofurantoin-, 195
Optochin-, 195
Penicillamin-, 195
cis-Platin-, 195
Tetrachlormethan-, 143
Vincristin-, 195
Optochin-Optikusneuropathie, 195
Ortner-Syndrom I, 39
Oxyfedrin-Ageusie, 194

PAN-DYSAUTONOMIE,
ISOLIERTE, 112

Para-Dichlorbenzol-Polyneuropathie, 148
Paralyse,
Diaphragma-,
geburtstraumatische, 64
einseitige, nach Zangengeburt, 64
Landry-, 110
Paratrigeminal-, des Sympathikus, 13
Zwerchfell-, geburtstraumatische,
einseitige, 64
Paralysie des amants, 81
Paraproteinämien,
Polyneuropathie bei -, 254
PARASITOSEN,
NEUROPATHIE BEI -, 108
Paratrigeminalparalyse des Sympathi-
kus, 13
PARESE,
Fazialis-,
geburtstraumatische, 37
kryptogenetische, 37
N. OCULOMOTORIUS-,
ZYKLISCHE, 10
Recurrens-, 188
Parkbank-Lähmung, 68, 69
Paromomycin-
Innenohrschwerhörigkeit, 197
Vestibulopathie, 198
Parosmie, 194
Parsonage-Turner-Syndrom, 114
v. Passow-Syndrom, 11
PcB-Polyneuropathie, 145
Pectoralis-minor-Syndrom, 63
PELLAGRA-POLYNEUROPATHIE,
132
Penicillamin-
Ageusie, 194
Anosmie, 194
Optikusneuropathie, 195
PENICILLIN-POLYNEUROPATHIE,
182
PENTACHLORPHENOL-POLY-
NEUROPATHIE, 156
Pentomidin-
Polyneuropathie, 181
Trigeminusneuropathie, 181
Perchloräthylen-Polyneuropathie, 144
PERHEXILIN-
POLYNEUROPATHIE, 202
Polyneuroradikulitis, 202
Periarteriitis nodosa,
Polyneuropathie bei -, 119

PERIARTHROPATHIA
  COXAE, 86
  HUMEROSCAPULARIS, 60
Pexin-Polyneuropathie, 202
Phenindion-
  Ageusie, 194
  Anosmie, 194
PHENYTOIN-POLYNEURO-
PATHIE, 172
Phrenicus-Lähmung, geburtstraumatische, 64
PLATIN-
  Innenohrschwerhörigkeit, 197
  Optikusneuropathie, 195
  POLYNEUROPATHIE, 189
Plexus-lumbosacralis-Läsion, geburtstraumatische, 82
PLEXUS-TYMPANICUS-NEURALGIE, 24
PLEXUS-VERLETZUNG, 54
POLYNEURITIS siehe auch POLYNEUROPATHIE
POLYNEURITIS, 5
  AIDS-, 103
  Amphetamin-, 201
  Antabus-, 201
  Arsen-, 152
  Begleit- bei HIV-Infektion, 103
  bei erworbenem Immun-Schwäche-Syndrom, 103
  bei Kollagenosen, 119
  BEI LEPRA, 104
  BORRELIEN-MENINGO-, 106
  Chloramphenicol-, 180
  Chlorprothixen-, 174
  cis-Platin-, 189
  Clioquinol-, 180
  Contergan-, 165
  cranialis, 6
  Cytarabin-, 187
  Dapson-, 184
  Diphtherie-, 210
  Disulfiram-, 201
  Doriden-, 164
  durch Antibiotika, 178
  durch Diamidine, 181
  durch Sulfonamide, 179
  Ergotamin-, 199
  Ethambutol-, 183
  Ethionamid-, 184
  Furadantin-, 185
  Furaltadon-, 186
  Gentamycin-, 181
  Glutethimid-, 164
  Gold-, 136
  HERPES-SIMPLEX-VIRUS-, 102
  Hirnnerven-, 6
  Hydantoin-, 172
  Hydrazin-, 146
  IDIOPATHISCHE,
    AKUTE, 110, 124
    CHRONISCHE, 111
  Imipramin-, 174
  Indomethazin-, 199
  INH-, 183
  Lepra-, 104
  Meningo-, Typ Bannwarth, 106
  Methaqualon-, 164
  Metronidazol-, 182
  Natriumzyanat-, 200
  Natulan-, 188
  Neoteben-, 183
  Nialamid-, 175
  Penicillin-, 182
  POSTVAKZINALE, 113
  Procarbazin-, 188
  Propylthiouracil-, 204
  Quecksilber-, 137
  SEROGENETISCHE, 112
  Sulfonamid-, 179
  Thalidomid-, 165
  TYP GUILLAIN-BARRÉ POSTINFEKTIÖSE, AKUTE, 113
Polyneuropathia alcoholica, 161
POLYNEUROPATHIA CRANIALIS, 6, 144, 241
POLYNEUROPATHIE siehe auch POLYNEURITIS
POLYNEUROPATHIE, 3
  ACRYLAMID-, 148
  ÄTHYLENOXID-, 149
  Äthylentetrachlorid-, 143
  ALKOHOL-, 161
  AMIODARON-, 203
  AMITRIPTYLIN-, 175
  AMPHETAMIN-, 201
  AMYLOID-, 240
    Andrade-Typ, 242
    finnischer Typ, 242
    HEREDITÄRE, 242
    Indiana-Typ, 242

Alphabetischer Index deutscher Begriffe

Iowa-Typ, 242
Meretoja-Typ, 242
portugiesischer Typ, 242
Rukavina-Typ, 242
SPORADISCHE, 241
van Allen-Typ, 242
Antabus-, 201
ANTIBIOTIKA-, 178
Apiol-, 147
ARSEN-, 152
Aurothioglukose-, 136
BARIUMPOLYSULFID-, 152
BENZIN-, 141
BERIBERI-, 131
Binapacryl-, 154
BLEI-, 136
Bratkartoffel-, 147
Butyl-DNP-, 154
CHLORAMPHENICOL-, 180
CHLORJODHYDROXY-
CHINOLIN-, 180
Chlormethan-, 145
CHLOROQUIN-, 186
CHLORPROTHIXEN-, 174
cis-PLATIN-, 189
Clioquinol-, 180
Clont-, 182
Contergan-, 165
Cyclohexan-, 142
CYTARABIN-, 187
DAPSON-, 184
DDT-, 153
Dessin-, 154
DIABETISCHE, 126
Diaminodichlor-cis-Platin(II)-, 189
DICHLORBENZOL-, 148
DICHLOR-DIPHENYL-
TRICHLORÄTHAN-, 153
DICHLORPHENOXYESSIG-
SÄURE-, 156
DIELDRIN-, 153
DIMETHYLAMINOPROPIO-
NITRIL-, 150
Dinitrophenol-, 154
Dinobuton-, 154
Dinocap-, 154
Dinoseb-, 154
Dinoterb-, 154
Diphenylhydantoin-, 172
DIPHTHERIE-, 210
DISULFIRAM-, 201

DMAPN-, 150
DNOC-, 154
Doriden-, 164
2,4-D-, 156
ERGOTAMIN-, 199
ETHAMBUTOL-, 183
ETHIONAMID-, 184
Ethylentetrachlorid-, 143
Furadantin-, 185
FURALTADON-, 186
FURAZOLIDON-, 185
GENTAMYCIN-, 181
GLUTETHIMID-, 164
GOLD-, 136
HEPATISCHE, 216
HEXACARBON-, 142
Hexan-, 142
Hirnnerven-, 6
Hydantoin-, 172
HYDRALAZIN-, 203
HYDRAZIN-, 146
IMIPRAMIN-, 174
INDOMETHAZIN-, 199
INH-, 183
ISONIAZID-, 183
Isonikotinsäurehydrazid-, 183
Jodchlorhydroxychinolin-, 180
karzinomatöse, 252
Koma-, 122
LACHGAS-, 169
Lepra-, 104
LITHIUM-, 176
MALABSORPTIONS-, 130
MALNUTRITIONS-, 130
Medinoterbazetat-, 154
METHAQUALON-, 164
METHIMAZOL-, 204
Methylbromid-, 155
Methylchlorid-, 145
Methyl-Cyclohexan-, 142
Methyl-DNP-, 154
METRONIDAZOL-, 182
MISONIDAZOL-, 205
mit Riesenaxonen, 238
MONOBROMMETHAN-, 155
MONOCHLORMETHAN-, 145
Mutterkorn-, 199
Myxödem-, 125
Natriumgold(III)thiomalat-, 136
Natriumgold(III)thiosulfat-, 136
NATRIUMZYANAT-, 200

POLYNEUROPATHIE (Forts.)
Natulan-, 188
Neoteben-, 183
nephrogene, 218
NIALAMID-, 175
NITROFURANTOIN-, 185
Nitroimidazol-, 205
5-Nitroimidazol-, 182
Para-Dichlorbenzol-, 148
PARANEOPLASTISCHE, 252
PcB-, 145
PELLAGRA-, 132
PENICILLIN-, 182
PENTACHLORPHENOL-, 156
Pentomidin-, 181
Perchloräthylen-, 144
PERHEXILIN-, 202
Pexin-, 202
PHENYTOIN-, 172
Procarbazin-, 188
Promethyl-, 155
Propamidin-, 181
PROPYLTHIOURACIL-, 204
QUECKSILBER-, 137
renale, 218
SCHWEFELKOHLENSTOFF-, 140
Schwerpunkt-, 3, **4**
SENSIBLE, KONGENITALE, MIT ANHIDROSE, 223
Stilbamidin-, 181
SULFONAMID-, 179
TETRACHLORÄTHAN-, 143
TETRACHLORÄTHYLEN-, 144
TETRACHLORKOHLENSTOFF-, 143
Tetrachlormethan-, 143
THALIDOMID-, 165
THALLIUM-, 157
TOCP-, 147
Torpedoöl-, 147
Triarylphosphat-, 147
TRICHLORÄTHYLEN-, 144
TRIKRESYLPHOSPHAT-, 147
URÄMISCHE, 218
vaskuläre, 118
VIDARABINPHOSPHAT-, 187
VINBLASTIN-, 189
Vincaleukoblastin-, 189
VINCRISTIN-, 188
xantomatöse, 216
Zyklohexyl-DNP-, 154

POLYNEUROPATHIE BEI A-BETA-LIPOPROTEINÄMIE, 243
AKROMEGALIE, 124
Amyloidose, 240
An-α-Lipoproteinämie, 244
Angiitiden, 119
ANGIOKERATOMA CORPORIS DIFFUSUM, 247
Arteriitis temporalis, 119
AVITAMINOSEN, 131
Bassen-Kornzweig-Syndrom, 243
Churg-Strauss-Syndrom, 119
ENTZÜNDLICHEN GEFÄSS-KRANKHEITEN, 119
Ergotismus, 199
Fabry-Krankheit, 247
FAMILIÄREM HDL-MANGEL, 244
FAMILIÄRER HYPO-BETA-LIPO-PROTEINÄMIE, 243
HÄMOBLASTOSEN, 253
Hypersensitivitätsangiitis, 119
HYPERTHYREOSE, 124
HYPOTHYREOSE, 125
Kälteagglutininkrankheit, 254
Kryoglobulinämie, 254
Lepra, 104
Lupus erythematodes disseminatus, 119
Makroglobulinämie, 254
MALIGNEN LYMPHOMEN, 253
MONOKLONALEN GAMMO-PATHIEN, 254
multiplem Myelom, 254
MULTIPLER ENDOKRINER NEOPLASIE TYP II B, 125
Paraproteinämien, 254
Periarteriitis nodosa, 119
PRIMÄRER BILIÄRER ZIRRHOSE, 216
PRIMÄRER HYPEROXALURIE, 250
rheumatoider Arthritis, 119
Riesenzellarteriitis, 119
Schwerkettenkrankheit, 254
Sjögren-Syndrom, · 119
Sklerodermie, 119
Tangier-Krankheit, 244
Vaskulitiden, 119
Wegener-Granulomatose, 119

POLYNEUROPATHIE DURCH
  Alkylphosphate, 155
  Antibiotika, 178
  DIAMIDINE, 181
  DINITROPHENOL-DERIVATE, 154
  PHOSPHORSÄUREESTER, 155
  POLYCHLORIERTE BIPHENYLE, 145
Polyneurose siehe POLYNEURO-PATHIE
POLYRADIKULITIS, 5
POLYRADIKULONEURITIS, 6
  Guillain-Barré-Strohl, 110
  Perhexilin-, 202
PORPHYRIE,
  NEUROPATHIE BEI -, 245
PROCARBAZIN-
  ENZEPHALONEUROPATHIE, 188
  Polyneuropathie, 188
Prolaps, Bandscheiben-, 49
Promethyl-Polyneuropathie, 155
Propamidin-
  Polyneuropathie, 181
  Trigeminusneuropathie, 181
PROPYLTHIOURACIL-
  Anosmie, 194
  POLYNEUROPATHIE, 204
  Trigeminusneuropathie, 204
Protrusio, Bandscheiben-, 49
PSEUDOSPONDYLOLISTHESIS, 52
  Junghanns, 52
Pseudotabes alcoholica, 161
Pseudotabes diabetica, 126
Pseudotastkörperchen-Neurofibrom, 258
Pterygopalatinum-Syndrom, 15
Pudendus-Neuralgie, 83

QUECKSILBER-POLYNEURO-PATHIE, 137
Querschnitts-Syndrom, spinales, 168
Quintus-Neuralgie, 12

Radfahrer-Lähmung, 80
Radialis-Spätlähmung, 68
RADIKULOPATHIE, STRAHLEN-, 212
RAEDER-SYNDROM, 13
RAMSAY-HUNT-SYNDROM, 19
R. CUTANEI-ANTERIORES-LÄSION, 54

R. cutanei-mediales-Läsion, 54
R. DORSALES-LÄSION, 53
R. infrapatellaris-N. femoralis-Läsion, 89
Recurrens-Parese, 188
  Vincristin-, 188
Reflex, Carotis-Sinus-, 25
Refsum-Syndrom, 246
Restless hands, 7
Restless legs, 7
Retrobulbär-Neuritis, 10
  medikamentös-toxische, 195
Rheumatoide Arthritis,
  Polyneuropathie bei -, 119
RIESENAXON-NEUROPATHIE, 238
Riesenzellarteriitis,
  Polyneuropathie bei -, 119
Ristozetin-Innenohrschwerhörigkeit, 197
Roth-Bernhardt-Syndrom, 86
Roussy-Lévy-Syndrom, 232
Rucksack-Lähmung, 58
Rübenzieher-Neuritis, 94, 235
Rumpfnerven-Läsion, 82

Salizylat-Innenohrschwerhörigkeit, 197
Salvarsan-Innenohrschwerhörigkeit, 197
Saphenus-Neuropathie, 89
SARKOIDOSE,
  NEUROPATHIE BEI -, 116
Sarkom, neurogenes, 259
Schiefhals, Trochlearis-, 35
Schlaf-Lähmung, 68
Schmerz, Deafferenzierungs-, 13
Schmerzindifferenz,
  generalisierte, kongenitale, 234
  universelle, angeborene, 234
Schmerzunempfindlichkeit, angeborene, 234
Schmerzverlust-Syndrom, 234
Schnüffler-Neuropathie, 142
Schuhmacher-Krankheit, 142
Schulter-Arm-Syndrom, 59
Schulter-Hand-Syndrom, 59
Schultergürtel-Kompressionssyndrom, 61
Schultersteife, schmerzhafte, 60
Schwannom, 256
  anaplastisches, 257
SCHWEFELKOHLENSTOFF-POLY-NEUROPATHIE, 140

Schwerhörigkeit siehe INNENOHR-
SCHWERHÖRIGKEIT
Schwerkettenkrankheit,
　Polyneuropathie bei -, 254
SCHWERPUNKT-
　Neuritis, 3
　　Lhermitte-Typ, 112
　　Radialis-Typ, 112
　POLYNEUROPATHIE, 3, 4
Sehnervenaffektion, medikamentös-toxische, 195
Sehstörung, medikamententoxische, 195
Sicard-Collet-Robineau-Syndrom, 23
Siebenmann-Syndrom, 26
Sisomycin-
　Innenohrschwerhörigkeit, 197
　Vestibulopathie, 198
Sjögren-Syndrom,
　Polyneuropathie bei -, 119
SKALENUS-SYNDROM, 62
　erweitertes, 61
SKAPULO-KOSTALES SYNDROM, 59
Sklerodermie,
　Polyneuropathie bei -, 119
Sluder-Krankheit, 15
SMON, 196
SPÄTLÄHMUNG
　DES R. PROFUNDUS N. RADIALIS, 71
　N. RADIALIS-, 68, 70
　N. ULNARIS-, 81
SPASMUS FACIALIS, 20
　hemifazialer, 20
Spermatikus-Neuralgie, 85
Spiegelsynkinesie, 231
SPRITZENLÄHMUNG, 100
　des N. glutaeus superior, 100
　des N. ischiadicus, 100
　des N. medianus, 100
Störung des Geruchsinns, medikamentös-toxische, 194
Störung des Geschmackssinns, medikamentös-toxische, 194
Steinträger-Lähmung, 58
STICKSTOFF-LOST-NEUROPATHIE, 191
Stilbamidin-
　Polyneuropathie, 181
　Trigeminusneuropathie, 181
STRACHAN-SCOTT-SYNDROM, 132

STRAHLEN-
　NEUROPATHIE, 212
　RADIKULOPATHIE, 212
Streptomycin-
　Anosmie, 194
　Innenohrschwerhörigkeit, 197
　Vestibulopathie, 198
Subkorakoid-pectoralis-minor-Syndrom, 63
Sulcus-Syndrom, 79
Sulcus-ulnaris-Syndrom, 79
Sulfatidlipidose, 248
Sulfatidose, 248
SULFONAMID-
　Mononeuropathie, 179
　POLYNEUROPATHIE, 179
SUPINATORKANAL-SYNDROM, 71
Supinatorlogen-Syndrom, 71
Supraspinatus-Syndrom, 60
Swanson-Syndrom, 223
Sympathikus-Syndrom Raeder,
　paratrigeminales, 13
Symptomenkomplex, Horner-, 11
SYNDROM,
　Adson-, 61
　Analgesie-, kongenitales, 223
　aurikulotemporales, 17
　Axenfeld-Schürenberg-, 10
　Baillarger-Frey-, 17
　Bassen-Kornzweig-, 243
　Bernard-Horner-, 11
　Bing-Horton-, 15
　BURNING-FEET-, 7, 161
　Carotis-Sinus-, 25
　CAUDA-, 48, 168
　Cervical-,
　　mittleres, 51
　　oberes, 51
　　unteres, 51
　Charcot-Weiss-Baker-, 25
　Claude-Bernard-, 11
　Clivus-Kanten-, 35
　COCKAYNE-, 249
　Collet-Sicard-, 23, 27
　Cooper-, 61
　Coote-Hunauld-, 61
　COSTEN-, 18
　der ersten Rippe, 61
　der Guyonschen Loge, 80
　der Pyramidenspitze, 18
　des engen lumbalen Spinalkanals, 53

Alphabetischer Index deutscher Begriffe

DES N. AURICULOTEMPORALIS, 17
des N. ethmoidalis anterior, 14
DES PROZESSUS STYLOIDEUS, 24
Elsberg-, 45, 114
Engpaß-, 71, 84-86, 96, 97
Falconer-Wedell-, 62
FISHER-, 111
Fissura-orbitalis-superior-, 19
FORAMEN-JUGULARE-, 26
Frey-, 17
Ganglion-sphenopalatinum-, 15
GARCIN-, 28
GRADENIGO-, 18
Gradenigo-Raeder-, 13
Guillain-Barré-, 110
Halbbasis-, 28
HALSRIPPEN-, 61
Hirnnerven-,
  oberes, 210
  unteres, 210
HORNER-, **11**, 13, 56
Howship-Romberg-, 90
Hutchinson-, 11
HYPERABDUKTIONS-, 63
Hyperelevations-, 63
Ilioinguinalis-, 84
Impingement-, 60
Incisura-scapulae-, 65
Ischias-, 45
KAROTIS-SINUS-, HYPERSENSITIVES, 25
KARPALTUNNEL, **76**, 124, 125, 241
Kiloh-Nevin-, 75
Kofferath-, 63, 64
KOMPRESSIONS-,
  erbliches, der peripheren Nerven, 235
  DER OBEREN THORAXÖFFNUNG, 61
  kostoklavikuläres, 62
  oberes, 61
Korakopektoralis-, 63
Kostobrachial-, 62
KOSTOKLAVIKULAR-, 62
Landry-Guillain-Barré-, 110
Mandibulargelenk-, 18
Miller-Fisher-, 111
Morvan- (II), 221
M. rectus-abdominis-, 54
Naffziger-, 61

okulopupilläres, 11
Ortner- (I), 39
oto-dentales, 18
paratrigeminales, 13
Parsonage-Turner-, 114
v. Passow-, 11
Pectoralis-minor-, 63
PSEUDORADIKULÄRES, 49
Pterygopalatinum-, 15
Querschnitts-, spinales, 168
RAEDER-, 13
RAMSAY-HUNT-, 19
Refsum-, 246
Riley-Day-, 222
Roth-Bernhardt-, 86
Roussy-Lévy-, 232
Schmerzverlust-, 234
Schulter-Arm-, 59
Schulter-Hand-, 59
Schultergürtel-Kompressions-, 61
Sicard-Collet-Robineau-, 23
Siebenmann-, 26
SKALENUS-, 62
  erweiteres, 61
SKAPULO-KOSTALES, 59
Sluder-, 15
STRACHAN-SCOTT-, 132
Subkorakoid-pectoralis-minor-, 63
Sulcus-, 79
Sulcus-ulnaris-, 79
SUPINATORKANAL, 71
Supinatorlogen-, 71
Supraspinatus-, 60
Swanson-, 223
TARSALTUNNEL,
  MEDIALES, 97
  VORDERES, 96
Tetraplegie-, 136, 210
Thévenard-, 220
Thoracic-outlet-, 61
TOLOSA-HUNT-, 19
Trikresylphosphat-Defekt-, 147
Ulnartunnel-, 80
VERNET-, 27
v. Passow-, 11
Wartenberg- I, 77
Weisenburg-Sicard-, 23
WITTMAAK-EKBOM, 7
Wright-, 63

SYNDROM (Forts.)
ZERVIKAL,
  mittleres, 51
  oberes, 51
  unteres, 51
ZERVIKO-BRACHIALES, 59
Synkinesia hereditaria, 231
SYNKINESIE,
  bimanuelle, 231
  ERBLICHE, 231
  Fazialis-, 20, 21
  POSTREGENERATORISCHE, 21
  Spiegel-, 231
Syringomyelie des Kindesalters, 221
Syringomyelie, lumbosakrale, 220
S1-WURZELLÄSION, 48

Tabak-Alkohol-Amblyopie, 160
Takayasu-Krankheit, 25
Tangier-Krankheit,
  Polyneuropathie bei -, 244
TARSALTUNNELSYNDROM,
  MEDIALES, 97
  VORDERES, 96
Tendinosis calcarea, 60
TETRACHLORÄTHAN-
  Ageusie, 143
  Hypogeusie, 143
  POLYNEUROPATHIE, 143
TETRACHLORÄTHYLEN-
POLYNEUROPATHIE, 144
TETRACHLORKOHLENSTOFF-
POLYNEUROPATHIE, 143
Tetrachlormethan-
  Optikusneuropathie, 143
  Polyneuropathie, 143
Tetraplegie-Syndrom, 136, 210
Thévenard-Syndrom, 220
THALIDOMID-POLYNEURO-
PATHIE, 165
THALLIUM-POLYNEUROPATHIE, 157
Thoracic-outlet-Syndrom, 61
Thyrothricin-Anosmie, 194
Tic douloureux, 12
Tiergarten-Lähmung, 69
Tobramycin-
  Innenohrschwerhörigkeit, 197
  Vestibulopathie, 198
TOCP-Polyneuropathie, 147
TOLOSA-HUNT-SYNDROM, 19

Tornister-Lähmung, 58
Torpedoöl-Polyneuropathie, 147
Triarylphosphat-Polyneuropathie, 147
Trias, Horner-, 11
TRICHLORÄTHYLEN-
POLYNEUROPATHIE, 144
Trigeminusneuropathie, 144
TRIGEMINUS-NEURALGIE, 12
Trigeminusneuropathie,
  durch Diamidine, 181
  Pentomidin-, 181
  Propamidin-, 181
  Propylthiouracil-, 204
  Stilbamidin-, 181
  Trichloräthylen-, 144
TRIKRESYLPHOSPHAT-POLY-
NEUROPATHIE, 147
Triton-Tumor,
  benigner, 259
  maligner, 257
Trochlearis-Schiefhals, 35
Trophoneurose der unteren Extremitäten,
  familiäre, 220

Ulkus der Füße, perforierendes,
  hereditäres, 220
Ulnaris-Druckparese beim Bettlägerigen, 79
Ulnaris-Luxation, 79
Ulnartunnel-Syndrom, 80

Vancomycin-
  Innenohrschwerhörigkeit, 197
  Vestibulopathie, 198
VARICELLA-ZOSTER-VIRUS-
NEURITIS, 102
Vaskulitiden,
  Polyneuropathie bei -, 119
VERLETZUNG, PLEXUS-, 54
VERNET-SYNDROM, 27
Vertigo, medikamentös-toxische, 198
VESTIBULOPATHIE,
  Amikazin-, 198
  Capreomycin-, 198
  Chloroquin-, 198
  Dihydro-Streptomycin-, 198
  Framycetin-, 198
  Furosemid-, 198
  Gentamycin-, 198
  Isoniazid-, 198
  Kanamycin-, 198

MEDIKAMENTÖS-TOXISCHE, 198
Neomycin-, 198
Paromomycin-, 198
PERIPHERE, AKUTE, 22
Sisomycin-, 198
Streptomycin-, 198
Tobramycin-, 198
Vancomycin-, 198
Viomycin-, 198
VIDARABINPHOSPHAT-POLYNEUROPATHIE, 187
VIDIANUS-NEURALGIE, 15, 16
VINBLASTIN-
Neuromyopathie, 189
POLYNEUROPATHIE, 189
Vincaleukoblastin-Polyneuropathie, 189
VINCRISTIN-
Begleitmyopathie, 188
Neuromyopathie, 188
Ophthalmoplegie, 188
Optikusneuropathie, 195
POLYNEUROPATHIE, 188
Recurrensparese, 188
Viomycin-
Innenohrschwerhörigkeit, 197
Vestibulopathie, 198
v. Passow-Syndrom, 11

Wartenberg-Syndrom I, 77
Wegener-Granulomatose,
Polyneuropathie bei -, 119
Weisenburg-Sicard-Syndrom, 23
WITTMAAK-EKBOM-SYNDROM, 7
Wright-Syndrom, 63
WURZELLÄSION,

C3/C4-, 42
C5-, 43
C6-, 43
C7-, 44
C8-, 44
L1/L2-, 46
L3-, 46
L4-, 47
L5-, 47
S1-, 48
THORAKALE, 45
ZERVIKALE, 42

XANTHOMATOSE, ZEREBRO-TENDINÖSE, 250

ZEREBELLARE ATAXIE
MIT NEURALER MYATROPHIE, 231
MIT SPINALER MYATROPHIE, 23(
Zerebrosidsulfatidose, 248
ZERVIKALE MYELOPATHIE, 52
ZERVIKALSYNDROM,
mittleres, 51
oberes, 51
unteres, 51
ZERVIKO-BRACHIALES SYNDROM, 59
Ziliaris-Neuralgie, 14
Zoster-
Neuralgie, 102
ophthalmicus-Neuritis, 102
oticus-Neuritis, 102
Zwerchfell-Paralyse, geburtstraumatische, einseitige, 64
Zyklohexyl-DNP-Polyneuropathie, 154

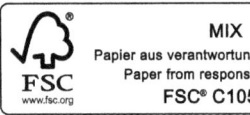

If you have any concerns about our products,
you can contact us on
ProductSafety@springernature.com

In case Publisher is established outside the EU,
the EU authorized representative is:
**Springer Nature Customer Service Center GmbH
Europaplatz 3, 69115 Heidelberg, Germany**

Printed by Libri Plureos GmbH
in Hamburg, Germany